图说

实用中草药

TUSHUO

SHIYONG ZHONGCAOYAO

郑瑞星 ◎ 著

 中国出版集团有限公司

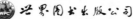 世界图书出版公司

广州·上海·西安·北京

**图书在版编目（CIP）数据**

图说实用中草药 / 郑瑞星著 . —— 广州 : 世界图书
出版广东有限公司，2024.1
ISBN 978-7-5232-0921-9

Ⅰ . ①图… Ⅱ . ①郑… Ⅲ . ①中草药—图解 Ⅳ .
① R28-64

中国国家版本馆 CIP 数据核字（2023）第 207740 号

| | | |
|---|---|---|
| 书　　名 | 图说实用中草药 | |
| | TUSHUO SHIYONG ZHONGCAOYAO | |
| 著　　者 | 郑瑞星 | |
| 责任编辑 | 曹桔方 | |
| 装帧设计 | 树上微出版 | |
| 责任技编 | 刘上锦 | |
| 出版发行 | 世界图书出版有限公司　世界图书出版广东有限公司 | |
| 地　　址 | 广州市新港西路大江冲 25 号 | |
| 邮　　编 | 510300 | |
| 电　　话 | 020-84460408 | |
| 网　　址 | http：//www.gdst.com.cn | |
| 邮　　箱 | wpc_gdst@163.com | |
| 经　　销 | 各地新华书店 | |
| 印　　刷 | 武汉市卓源印务有限公司 | |
| 开　　本 | 880mm×1230mm　1/32 | |
| 印　　张 | 7 | |
| 字　　数 | 138 千字 | |
| 版　　次 | 2024 年 1 月第 1 版　2024 年 1 月第 1 次印刷 | |
| 国际书号 | ISBN 978-7-5232-0921-9 | |
| 定　　价 | 98.00 元 | |

# 序

　　俗话说："攻其一点，不及其余。"早有一个想法，如果有一本既说明中草药功用，又有相应的中草药图片以供对照的药书那该多好。古代的医家大都是学徒出身，既懂医又识药，因此，中医一般是医药不分家。到了现代会医的不一定识药，自己开的方子，不敢抓药，生怕出错的大有人在，因为平时学的理论多，在药房待的时间少，并且医药早已分家。因此，有必要写本图文简短、直奔主题的药书，使人一目了然，易学易懂，让中医药不再神秘，有益于大众。古人云："识医不识药，十医九不着；识药不识症，十医九不应；识症不识方，再医也是硬邦邦。"中医学经过中医药学家们不断实践总结出用药经验与心得，逐渐形成理、法、方、药全面融合的辨证论治体系，且取得了令人满意的治疗效果，受到了人们的认可。好的中医大夫不用宣传，能让人排队等，那是真有本事，否则一两次下来，门可罗雀，谁也不信。实实在在把病人治好才让人信服，这才是医生的招牌。本书图文并茂，尽在实用，希望能对读者学习中医药知识有所帮助。

郑瑞星

2023 年 8 月 8 日

# 内容说明

生活中常用到包括内服外用的中草药，由于在日常生活中接触较少，因此，觉得有点神秘，似乎很深奥。但其实打开本书，仔细阅读，会发现原来中医大夫给我们开的很多中药是我们日常经常见到的药食两用的食材。本书不仅论述了单味中药本身的主要功用，而且简述了与其他中草药配伍应用协同发挥的作用。该书是多年用药实践经验的总结，书中所介绍的每味中草药的用法、用量因人而异，才能发挥应有的功效，因此，在介绍药物配伍作用时不标用量，大家可根据实际应用。书中所有中草药的功用都是经得起推敲的实践经验的总结。但纸上得来终觉浅，只有亲身实践过才能得出真知，不断积累经验，才能灵活应用中草药。俗话说："熟读王叔和，不如临症多。"

# 目　录

图说实用中草药

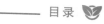

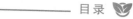

## 1. 麻黄

味辛、微苦，性温。入肺、膀胱经。

【功　用】具有发汗解表、宣肺平喘、利水消肿的作用。与杏仁、苏叶、生姜煲水饮，有防伤风或伤寒之鼻塞、头痛的功效。

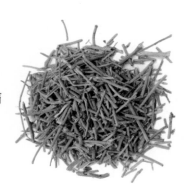

【常用量】3～9克。

【名　方】麻黄汤加减。

## 2. 桂枝

味辛，性温。入心、肺、膀胱经。

【功　用】具有发汗解表、温经通阳的功效。桂枝与白芍、甘草、黑枣、生姜煎水饮对伤寒（如吹空调受凉）之恶寒发热、鼻塞、流涕、恶心干呕有较好疗效。

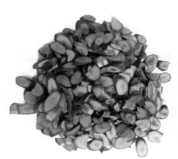

【常用量】5～15克。

【名　方】桂枝汤加减。

### 3. 紫苏叶

味辛，性温。入肺、脾、胃经。

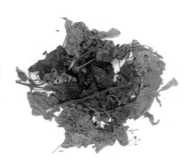

【功　用】具有散寒解表、行气宽中、解鱼蟹毒的作用。同藿香、白芷、生姜、黑枣煲水饮可以祛湿。

【常用量】5～15克。

【名　方】杏苏散加减。

### 4. 防风

味辛、甘，性温。入膀胱、肺、脾经。

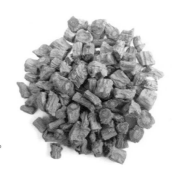

【功　用】具有解表祛风、通络止痛等功效。与羌活、白芷、辛夷花、苍耳子煲水饮对鼻炎有效。

【常用量】5～15克。

【名　方】防风通圣散加减。

## 5. 白前

味辛、甘，性微温。入肺经。

【功　用】具有祛痰、降
气止咳的功效。白前与桔梗、
紫菀、冬花、杏仁煲水饮具有
化痰止咳作用。

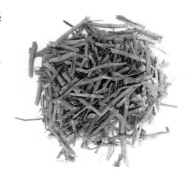

【常用量】5 ～ 15 克。

【名　方】止嗽散加减。

## 6. 玄参

味甘、咸、微苦，性寒。入肺、胃、肾经。

【功　用】具有清热凉血、
养阴清热、泻火解毒、软坚散
结的作用。配伍牡蛎、贝母、
夏枯草有散结核、消瘰疬的
作用。

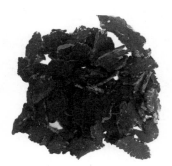

【常用量】5 ～ 15 克。

【名　方】消瘰丸加减。

## 7. 白芷

味辛，性温。入肺、胃经。

【功　用】具有祛风止痛，
消肿排脓，除湿止带的作用。
白芷与白及研粉用可以美白、
止痛、祛瘀。

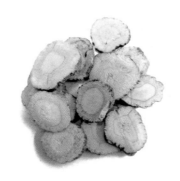

【常用量】5～15克。

【名　方】玉真散加减。

## 8. 羌活

味辛、苦，性温。入膀胱、肾经。

【功　用】具有解表散寒，
通痹止痛，祛风湿，通经活络
的功效。配伍独活、桑寄生、
当归、秦艽水煎服可除风湿，
壮筋骨，治疗腰膝痹痛。

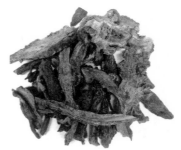

【常用量】5～15克。

【名　方】羌活胜湿汤加减。

## 9. 独活

味辛、苦，性温，气香。入肾、膀胱经。

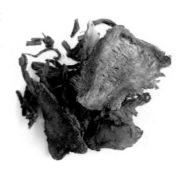

【功　用】有祛风湿、止痹痛、通经络、止痛的功效。配伍鸡血藤、姜黄、白芷、川芎、全虫对头痛有效。

【常用量】5～15克。

【名　方】独活寄生汤加减。

## 10. 苍耳子

味辛、微苦，性温。入肺经。

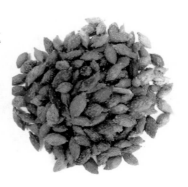

【功　用】可散风寒祛湿，通鼻窍，止感冒头痛。对于流鼻涕、打喷嚏，与白芷、葱白煲水饮效果好。苍耳子烧为灰，用醋调雄黄敷疔疮有效。

【常用量】3～9克。

【名　方】苍耳子散加减。

## 11. 辛夷花

味辛，性微温。入肺经。

【功　用】可祛风通鼻窍，
散风寒，消鼻炎。配伍蔓荆子、
藿香、白芷、荆芥、防风治疗
鼻炎。

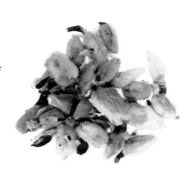

【常用量】3～9克。

【名　方】辛夷汤加减。

## 12. 前胡

味苦、辛，性微寒。入肺经。

【功　用】可降气祛痰，
宣散风热，用治风热咳嗽痰
多、痰热喘满、咯痰黄稠。
配伍枳壳、桔梗可行气化痰。

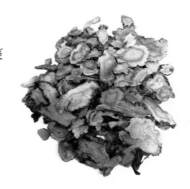

【常用量】5～15克。

【名　方】止嗽散加减。

## 13. 熟地

味甘,性微温。入肝、肾、心经。

【功 用】为补血滋阴药,善治血虚精亏之月经不调或面色萎黄。可填骨髓,长肌肉,生精血,补五脏内伤不足,通血脉,利耳目,黑须发。与黄精、桑椹子、陈皮同用,增强补血功效。

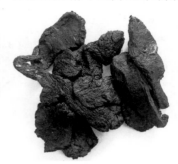

【常用量】5 ～ 15 克。

【名 方】四物汤加减。

## 14. 锁阳

味甘,性温。入肝、肾经。

【功 用】可壮阳补肾,强筋益精,润肠通便,大补阳气,益精血,利大便。配伍炒杜仲、巴戟治疗脾肾阳虚型腰酸痛效果好。

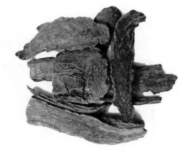

【常用量】5 ～ 15 克。

【名 方】回阳固精丸加减。

## 15. 黄柏

*味苦，性寒。入肾、膀胱、脾经。*

【功　用】有清热解毒、
泻火除蒸等功效。配伍苦参、
赤芍、丹皮、虫蜕对湿热型
皮肤痒疹疗效确切。

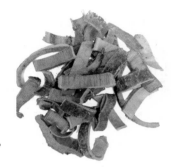

【常用量】5 ～ 15 克。

【名　方】知柏地黄丸加减。

## 16. 金银花

*味甘，性寒。入肺、脾经。*

【功　用】清热解毒，透
表清里，主热毒血痢，消痈散
毒，补虚疗风。平日人们常作
解暑的凉茶饮料及预防流感
用。与菊花、杞子、桑椹子泡
开水饮，清热养肝。

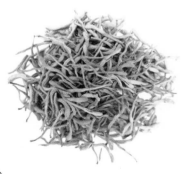

【常用量】5 ～ 15 克。

【名　方】五味消毒饮加减。

## 17. 荆芥

味辛，性微温。入肺、肝经。

【功　用】解表祛风，透疹；炒炭止血。治疗四时感冒可与防风同用。对春夏及秋冬季节交替之感冒配伍桑叶、枇杷叶、黄皮叶、防风、山楂、麦芽、生姜、大枣效果好。

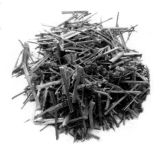

【常用量】5～15克。

【名　方】荆防败毒散加减。

## 18. 黄芪

味甘，性微温。入肺、脾经。

【功　用】有补脾益气、固表止汗、益气开胃、利水退肿、排毒排脓生肌之功效。适用于自汗、盗汗、血痹、浮肿、痈疽不溃、内伤劳倦、脾虚泄泻、脱肛及气血虚弱等病症。配伍当归、党参、枸杞子、红枣、元肉可补益气血。

【常用量】5～30克。

【名　方】玉屏风散加减。

## 19. 木贼

味甘、微苦。性平，入肝经。

【功　用】可疏散风热，明
目退翳，消积块，益肝脏，祛瘀
止痛，止痔疾出血。配伍白蒺藜、
谷精草、菊花、决明子、密蒙花、
生牡蛎、夏枯草可治眼疾。又配
槐角子、地榆、茜草根、生地治
痔疮下血有效。

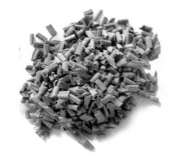

【常用量】5 ～ 15 克。

【名　方】栀子胜奇散加减。

## 20. 蝉蜕

味甘、咸，性微寒。入肺、肝经。

【功　用】有疏风清热、透发
麻疹、明目退翳、定惊解痉之功
效。配伍僵蚕、天麻、钩藤、胆
南星、白附子治疗面瘫口眼歪斜
有良效。

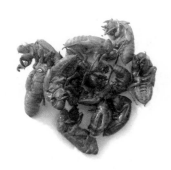

【常用量】5 ～ 15 克。

【名　方】竹叶柳蒡汤加减。

## 21. 田七 (三七)

味甘、微苦，性温。入肝、胃经。

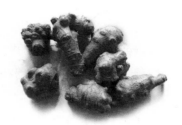

【功　用】可止血散血，祛瘀止痛，治一切血病。使用注意：本品能损新血，无痛者少用。配伍巴戟、海马、白术、人参炖汤有助长高。

【常用量】5 ～ 15 克。

【名　方】月华丸加减。

## 22. 知母

味苦，性寒。入肺、胃、肾经。

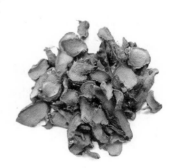

【功　用】清热除烦，滋阴润燥。主消渴，热中，除邪气，补不足，益气，凉心去热。治阳明火热，泻膀胱、肾经火，热厥头痛，下痢，腰痛，喉中腥臭。配伍石膏、生地黄、粳米清泻胃火，止牙痛。

【常用量】5 ～ 15 克。

【名　方】白虎汤加减。

### 23. 砂仁

*味辛，性温。入脾、胃、肾经。*

【功　用】有行气健胃、
化湿止呕、安胎的功效。配伍
炒杜仲、仙鹤草、紫苏叶、白
术对胎漏出血，滑胎有效。

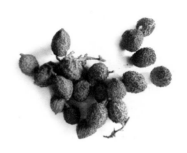

【常用量】3 ～ 9 克。

【名　方】补肾固冲丸加减。

### 24. 杏仁 (南、北杏仁)

*味苦，性温，有小毒。入肺、大肠经。*

【功　用】有止咳平喘、
润肠通便、润燥解肌、消食积
的功效。配伍巴戟、川贝化痰
止咳。

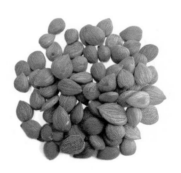

【常用量】5 ～ 15 克。

【名　方】定喘汤加减。

## 25. 益智仁

味辛，性温。入脾、肾经。

【功　用】可温肾固精，缩小便，温脾止泻，用治遗精虚漏、小便余沥。配伍桑螵蛸、乌药、菟丝子止小儿遗尿有良效。

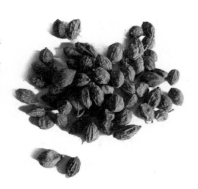

【常用量】5 ～ 15 克。

【名　方】缩泉丸加减。

## 26. 蜀椒 (川椒)

味辛，性热，有毒。入脾、胃经。

【功　用】可温中止痛，驱虫。主治邪气咳逆，温中，逐骨节皮肤死肌，寒湿痹痛，下气。治寒湿脚气，川椒炒热用布袋包裹好，用于脚踏，按人用之。

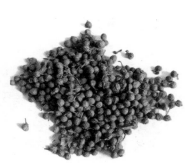

【常用量】3 ～ 9 克。

【名　方】川椒汤加减。

## 27. 五灵脂

*味甘，性温。入肝经。*

【功　用】可散瘀止痛，
通利血脉。适用于瘀血阻滞所
致的经痛、腹痛、胃脘痛等一
切气血瘀滞作痛。配伍蒲黄、
青皮、元胡、姜黄止痛。

【常用量】5～15克。

【名　方】失笑散加减。

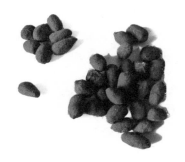

## 28. 半夏

*味辛，性温，有毒。入脾、胃经。*

【功　用】有燥湿祛痰、
和胃止呕、散结消痞的功效。
配伍陈皮、砂仁、神曲、苏叶
止呕消食。

【常用量】5～10克。

【名　方】二陈汤加减。

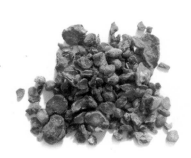

## 29. 山慈菇

味辛，性寒。入肝、胃经。

【功　用】有清热解毒、
消痈散结之功效。主痈肿疮
瘘、瘰疬结核等，醋磨敷之。
山慈菇伍配白术、当归、昆
布、海藻、三棱、莪术、皂刺、
半边莲、黄芪治疗各种肌瘤有
效。加白花蛇舌草、水蛭、茜
草根可用于治疗肝癌。

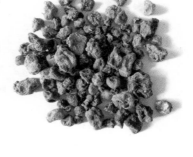

【常用量】5 ～ 15 克。

【名　方】玉枢丹加减。

## 30. 麻黄根

味甘、涩，性平。入肺经。

【功　用】止汗。用于多
种虚汗证。常与黄芪、小麦配
伍止汗效果良好。

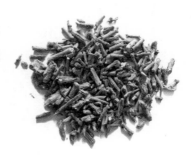

【常用量】5 ～ 15 克。

【名　方】麻黄根汤加减。

## 31. 苏子

味辛，性温。入肺经。

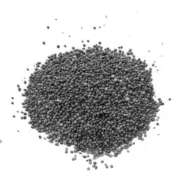

【功　用】止咳平喘，降气消痰，宽肠开郁，利大小便，温中祛寒，消痰止嗽。

【常用量】3～9克。

【名　方】苏子降气汤加减。

## 32. 山栀子

味苦，性寒。入心、肝、胆、三焦经。

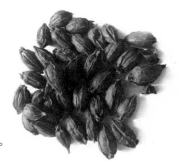

【功　用】有清热除烦、凉血止血、消肿解毒等功效。治疗酒渣鼻、白癞、赤癞、疮疡、颜面痤疮效果好。

【常用量】6～10克。

【名　方】栀子厚朴汤加减。

## 33. 金樱子

味酸，性平。入肾、膀胱、肝经。

【功　用】固肾涩肠，固精止泻之功效。治疗脾虚脱肛，精气不固之遗精，老少肾虚尿多，有天然"肾果"之称。

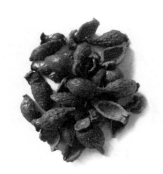

【常用量】6 ～ 12 克。

【名　方】金锁补真丹加减。

## 34. 白芥子 (北芥子)

味辛，性温。入肺经。

【功　用】有利气祛痰、散结止痛、温中开胃、发汗散寒、利气豁痰、消肿止痛之功效。可用治寒痰壅滞、咳嗽气逆痰多，以及痰注肢体、关节疼痛及流注阴疽等症。现代临床用于治疗滑膜炎、脂肪瘤、肺结节疗效好，有中药"精品"之称。

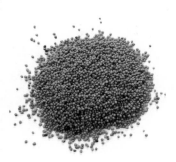

【常用量】3 ～ 9 克。

【名　方】三子化痰汤加减。

## 35. 葶苈子 (葶苈)

味辛、苦，性大寒。入肺、膀胱经。

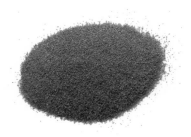

【功 用】可降气祛痰，泻肿行水，破积聚症结，伏留热气，消肿除痰，止嗽定喘。治疗胸腹积水，瘰疬结核效果好。

【常用量】3～9克。

【名 方】葶苈大枣汤加减。

## 36. 桑椹

味甘、酸，性寒。入肝、肾经。

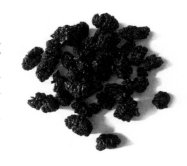

【功 用】有养血滋阴、润肠通便、生津止渴之功效。补而不燥，养肝补血。配伍菟丝子、杞子、羊藿叶（仙灵脾）煮水常饮或泡开水当茶常饮，可乌须发，有补益肝肾之效。

【常用量】9～15克。

【名 方】桑椹散加减。

## 37. 牛蒡子
味辛、微苦，性微寒。入肺、胃经。

【功　用】有疏风散热、
利咽散结、解毒透疹、滑肠通
便的功效。配伍桔梗、连翘、
桑叶用于治疗风热型咽喉痛有
立竿见影之效。常用有牛蒡茶。

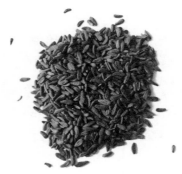

【常用量】6 ～ 12 克。
【名　方】牛蒡子汤加减。

## 38. 附子 (制附子，黑顺片)
味辛，性热，有毒。入心、肾、脾经。

【功　用】有回阳救逆、
温肾壮阳、祛寒止痛、温中之
功效。主治三阴伤寒、阳痿寒
疝、中寒中风、痰厥、小儿慢
惊、风湿麻痹、肿满脚气、头
风、肾厥头痛、暴泻脱肛、久
痢寒疟、呕逆反胃，疗耳聋。
附子、人参、白术炖汤服用对
气血虚之头晕耳鸣，眼花有奇

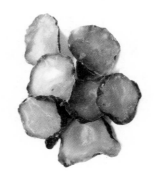

效。阴伤加龙骨、山萸肉对冷汗虚脱效果如神。未制过的生附子由于毒性较大，较少用（我们日常用制附子；生附子只有那些经验丰富的老中医会用），平时煲汤要用开水浸半小时。解毒用加炙甘草或蜂蜜。

【常用量】3～10克。

【名　方】附子理中汤加减。对阳虚日久，出现畏寒怕冷，经常汗出，头晕耳鸣，面热如烘，腰膝酸软，时发潮热胸闷不舒，内中燥热，牙龈肿痛等真寒假热之象；脉按无力，或软而虚数，甚或沉按而无，不耐重按者，皆可用附子、干姜、炙甘草加龙骨、牡蛎、萸肉、肉桂之类引火归原，导龙入海，方能既治病，又救人，效之甚捷。

初用超大剂量附子温阳，会出现一些不适反应，如心中烦躁，出鼻血，咽喉干痛，目赤涩痛，咳嗽痰多淡黄色，面目、周身或下肢偶尔浮肿，或泄泻多次，或更加困倦等。若不能耐受，可用温开水加蜂蜜50～100克服即可解矣。此并非附子之误，而是附子药力运行，阴去阳升，邪消正长，从阴出阳之佳兆。临床称之为"排病反应"。

## 39. 杞子

味甘，性平。入肝、肾经。

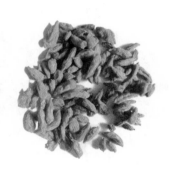

【功　用】有滋补肝肾、养肝明目、益精的功效。久服坚筋骨，轻身不老。润而滋补，甘补而退虚热，为治疗虚劳内热之良药。配伍元肉、红枣、鸡蛋、红糖可退虚热。

【常用量】6 ～ 12 克。

【名　方】一贯煎加减。

## 40. 枳壳

味苦、酸，性微寒。入脾、肾经。

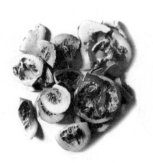

【功　用】有破气消食、下气通便的功效。常用于治疗胸胁气滞、胀满疼痛、食积不化、痰饮内停、脏器下垂等病症。与人参、麦冬同用治气虚便秘，配伍肉桂、白术对气血虚胁痛有良效。

【常用量】3 ～ 9 克。

【名　方】宽肠枳壳散加减。

## 41. 枳实

*味苦，性微寒。入脾、肾、大肠经。*

【功　用】有化积消食、行气
通便之功效。可止皮肤风痒，除
寒热结滞，消痰逐水，疗逆气胁
风痛，安胃气。配伍京三棱、莪术、
青皮，可消磨坚积，为脾胃积滞
者常用。

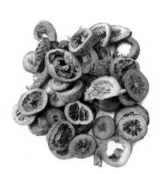

【常用量】3～9克。

【名　方】枳术丸加减。

## 42. 三棱 (京三棱或荆三棱)

*味苦，性平。入肝、脾经。*

【功　用】散一切血痂气结，疮硬食滞，老块坚积。亦
通肝之聚血，主治老癖结块。配
伍莪术、青皮、香附、元胡、桂枝、
牡蛎、水蛭、鳖甲或地鳖虫、人
参、白术之类治疗各种癥瘕结块，
痰核积聚皆效。

【常用量】3～9克。

【名　方】祛瘀化癥汤加减。

## 43. 莪术

味辛、苦，性温。入肝、脾经。

【功　用】有行气破血、消积止痛之功效。可用治心腹痛、吐酸水、气郁血瘀等各种积聚痛。配伍陈皮、砂仁、山楂、麦芽、党参、白术，消一切饮食停滞积聚。

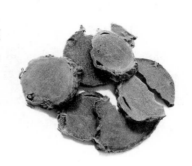

【常用量】6～9克。

【名　方】莪术散加减。

## 44. 陈皮

味辛、苦，性温。入脾、肺经。

【功　用】理气健脾，燥湿化痰，利水破癥，宣通五脏，下气止呕咳，治五淋，利小便。配伍半夏、白术可健脾燥湿，止咳化痰。

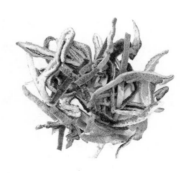

【常用量】5～15克。

【名　方】二陈汤加减。

## 45. 青皮

味辛、苦，性温。入肝、胆、胃经。

【功　用】有疏肝破气、
消积化滞之功效。常用于治疗
胸胁胀痛、疝气、乳核、乳
痛、食积腹痛。配伍大黄、枳
壳、有大将与先锋作用，常与
祛瘀之桃仁、红花合用起活血
祛瘀之用。

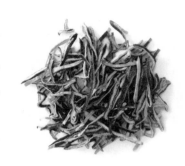

【常用量】5 ～ 15 克。

【名　方】青皮汤加减。

## 46. 桑叶

味甘、苦，性微寒。入肺、肝经。

【功　用】疏风清热，清
肝明目，善清肺经及解表祛风
热，亦有用于肺热及燥邪伤
肺之咳嗽。配伍枇杷叶、紫
苏叶对秋季咳嗽效果良好。
治疗风热之肝火目赤，或眼
底出血，常与菊花、木贼、
夏枯草、谷精草、蝉蜕、当归、

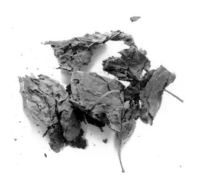

龙骨、牡蛎合用，功效确切。单味冬霜桑叶晒干焗水作茶饮可治虚汗。

【常用量】5 ～ 10 克。

【名　方】桑杏汤加减。

### 47. 山药 <small>（又名淮山药）</small>

味甘，性平。入肺、脾经。

【功　用】补益脾胃，滋肾益肺，治健忘遗精。主头面游风，头风眼眩，降烦热，强阴。甘能补脾，取其甘能除大热。配伍茯苓、陈皮、沙参、薏米、杞子、红枣、肉苁蓉、五味子、补益肝肾。

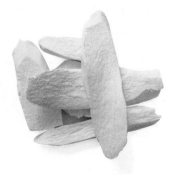

【常用量】15 ～ 30 克。

【名　方】六味地黄汤加减。

## 48. 桃仁

味苦、甘，性平。入心、肝、大肠经。

【功　用】有活血去瘀、润肠通便等功效。治血秘结，破蓄血，止咳逆上气，消心下坚硬，除卒暴击血，退肿，止心腹疼。配伍红花、当归、骨碎补、续断、补骨脂、自然铜对跌打损伤瘀肿或筋骨损伤有良效。治疗小腹瘀血作痛可与

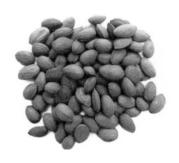

香附、小茴、乳香、没药、苏木、青皮合用以祛瘀止痛。使用注意：本品破血去瘀，能堕胎，孕妇不宜用。

【常用量】3～9克。

【名　方】血府逐瘀汤加减。

## 49. 红花

味辛，性温。入心、肝经。

【功 用】活血通经，祛瘀止痛，逐腹中恶血而补血虚，除产后败血而止血晕，疗跌打损伤。对血寒性闭经、痛经和心脏气血痹阻有效。

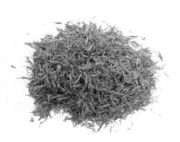

【常用量】3 ～ 10 克。

【名 方】复元活血汤加减。

## 50. 蔓荆子 (又名京子)

味苦、辛，性微寒。归肝、膀胱经。

【功 用】疏散风热，清利头目，治头痛。主筋骨间寒热，湿痹拘挛，明目坚齿，治头风脑鸣，目泪出，通鼻窍。配伍细辛、白芷、荆芥、防风、辛夷花、苍耳子、黄芩、霜桑叶对鼻炎效果好。治疗头痛可配伍天麻、钩藤、白芷、菊花、川芎。

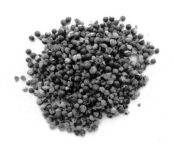

【常用量】5 ～ 15 克。

【名 方】蔓荆子散加减。

## 51. 薏苡仁 <sub>(薏米)</sub>

味甘、淡，性微寒。入脾、肾、肺经。

【功　用】有利水消肿、祛风渗湿、清热排脓、健脾止泻等功效。可消水肿、祛风湿、疗脚气、治肺痿、利肠胃。配伍苍术、黄柏称三妙散可用于止痒渗湿。独用半斤炖汤饮服可治因湿火所致吐脓血，一切肺痿、肺痈咳嗽出血及涕唾上气，治疗妇科宫颈癌有效。

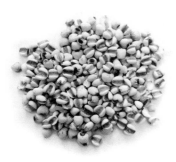

【常用量】9～30 克。

【名　方】参苓白术散加减。

## 52. 冬瓜仁

味甘，性凉。入肺、胃、大小肠、肝经。

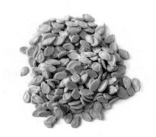

【功　用】可清热化痰、消痈利水，能开胃醒脾、解肌止渴。配伍桑叶、枇杷叶、苏叶、五味子、紫菀、冬花、天冬、麦冬对秋燥咳嗽神效。血虚咳血加阿胶冲服。

【常用量】5 ～ 15 克。

【名　方】黄芪冬瓜仁方加减。

## 53. 桔梗

味苦，辛、性平。入肺、大肠经。

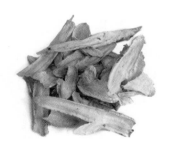

【功　用】有宣肺通气、止咳化痰，排脓祛痰之功效。主胸胁痛，腹满肠鸣，疗咽喉肿痛，除寒热风痹。配伍千层纸、甘草、牛蒡子、诃子可用治喉痹咽痛。桔梗与瓜蒌、茜草根同用治疗疱疹神经痛疗效确切。

【常用量】3 ～ 9 克。

【名　方】贝母瓜蒌散加减。

### 54. 柿蒂

*味苦、涩，性微温。入胃经。*

【功　用】可降气止呃，为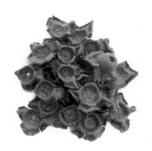
治呃逆要药。能通鼻耳气，配伍
丁香、生姜可止胃寒呃逆。配伍
竹茹、陈皮、芦根可止胃热呃逆。

【常用量】3～9克。

【名　方】丁香柿蒂汤加减。

### 55. 黄芩

*味苦，性寒。归肺、脾、胃经。*

【功　用】有清热燥湿、泻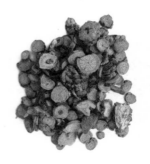
火解毒、安胎、止血等功效。可
清上焦诸热，祛热痰，疗黄疸、
恶疮疽蚀。配伍黄连、黄柏清热
解毒更强。与白芷、天麻同用治
头痛或眉棱骨痛良效。

【常用量】3～15克。

【名　方】三黄汤加减。

## 56. 黄连

味苦，性寒。入心、脾、胃经。

【功　用】有清热燥湿、泻火解毒、清心除烦等功效。主腹痛、腹泻，下痢脓血，妇人阴中肿痛，止消渴，定惊，调肠胃水湿，治胃炎，疗口疮。配伍骨碎补、淡竹叶止牙痛。

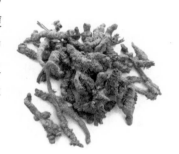

【常用量】3～15克。

【名　方】黄连解毒汤加减。

## 57. 石膏

味甘、辛，性大寒。入肺、胃经。

【功　用】有清热泻火、除烦止渴等功效。可用于清胃热，止头痛、牙痛、咽喉痛属于胃热上攻者，以及高热烦渴，肺热喘咳等症。配伍贝母、瓜蒌根治小儿痧疹发热。

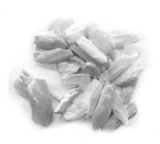

【常用量】6～30克。

【名　方】竹叶石膏汤加减。

## 58. 天花粉

味甘、微苦，性微寒。入肺、胃经。

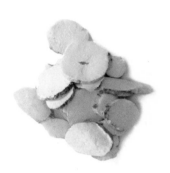

【功　用】有清肺化痰、生津止渴、消肿排脓等功效。主消渴大热，除肠胃中痼热，唇干口燥，八疸身面黄。配伍贝母、麦冬、竹沥清化热痰。

【常用量】10 ～ 15 克。

【名　方】贝母瓜蒌散加减。

## 59. 芦根

味甘，性寒。入肺、胃经。

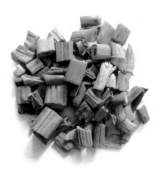

【功　用】清热泻火，生津止渴，利尿，清胃止呕，下逆气，疗便数劳复，可解酒毒、鱼蟹毒。配伍麦冬、乌梅、竹茹、淡竹叶养胃生津，清热除烦。

【常用量】15 ～ 30 克。鲜品用量加倍。

【名　方】苇茎汤加减。

## 60. 紫草

味甘，性寒。入肝、心经。

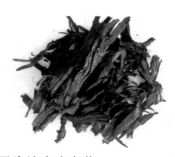

【功　用】有清热凉血、活
血解毒、透疹消斑等功效。主
心腹邪气，利九窍，疗五疸，
通水道，祛腹肿胀满，为凉血
之圣药。配伍生地、赤芍、丹皮、
茜草根、地骨皮、卷柏、水牛
角治疗紫癜及内伤出血有良效。又为治麻疹专药。

【常用量】5～9克。

【名　方】紫草消毒饮加减。

## 61. 厚朴

味苦、辛，性温。入脾、胃、肺经。

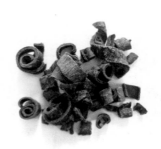

【功　用】有燥湿消痰、下气
除满等功效。可用治湿滞伤中、
脘痞吐泻、食积气滞、腹胀便秘、
痰饮喘咳。配伍人参、白术、茯
苓、大枣、生姜消腹胀。

【常用量】3～9克。

【名　方】栀子厚朴汤加减。

## 62. 肉苁蓉

味甘、咸，性温。入肾、大肠经。

【功　用】有补肾阳、益精血、
润肠通便等功效。可用治肾虚阳
痿、遗精早泄及腰膝冷痛、筋骨痠
弱，以及肠燥便秘等病症。配伍鱼
胶、杜仲、熟地、当归、麦冬、菟
丝子治妇人不孕。与锁阳、仙灵脾
同煮服补肾壮阳、益精填髓之效良。

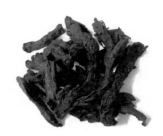

【常用量】6 ～ 10 克。

【名　方】济川煎加减。

## 63. 淫羊藿 (羊藿叶，仙灵脾)

味辛、甘，性温。入肾经。

【功　用】有补肾阳、强筋骨、祛风湿等功效。对阳痿
茎痛、阳事不兴效果显著。配
伍淮山、杞子、七厘、巴戟、
补骨脂、人参、白术、山萸肉、
肉苁蓉、锁阳为补阳之妙剂。

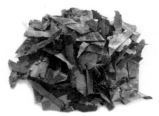

【常用量】10 ～ 15 克。

【名　方】仙灵脾散加减。

## 64. 肉桂

味辛、甘，性大热。入肝、肾、脾经。

【功　用】温肾壮阳，引火归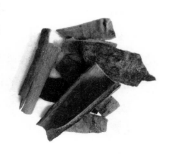
原，温中祛寒，温经止痛，利肝
肺气。可用治阳痿、宫冷、腰膝
冷痛、肾虚作喘、阳虚眩晕、目
赤咽痛、心腹冷痛等病症。配伍
姜黄、郁金、佛手治怒气伤肝胁
痛有良效。

【常用量】1～9克。

【名　方】桂苓甘露饮加减。

## 65. 荜茇 <small>(荜拨)</small>

味辛，性热。入大肠、胃、肝经。

【功　用】有温中散寒、和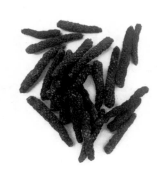
胃止呕、行气止痛等功效。可用
治脘腹冷痛、寒凝气滞、呕吐，
以及胸痹心痛、头痛牙痛。配伍
厚朴、陈皮止腹痛。

【常用量】3～9克。

【名　方】荜茇散加减。

## 66. 白蔹

味辛、苦，性微寒。入心、胃、大肠经。

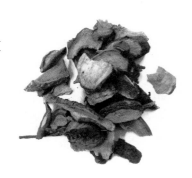

【功　用】有清热解毒、消肿生肌等。主要用于痈疽发背、疔疮、瘰疬、烧烫伤。未溃能消，已溃能敛。配伍白及、栀子、茜草治一切痈肿。

【常用量】5～10 克。

【名　方】白蔹散加减。

## 67. 贝母 (浙贝母)

味苦，性寒。入肺、心经。

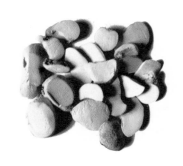

【功　用】有清热润肺、化痰止咳、散结等功效。可用治肺热咳嗽、咯血、肺痿、肺痈、胸膈胀痛，以及痰火结核、瘿瘤、瘰疬、疮痈肿毒，乳痈喉痹等病症。治疗痰火结核、瘰疬，可配伍玄参、牡蛎。同郁金、连翘、花粉、夏枯草、山慈菇、山豆根、玄参、青皮、麝香治一切结核、乳岩、瘰疬。

【常用量】3～9克。研粉冲服，一次 1～2g

【名　方】消瘰丸加减。

## 68. 救必应

味苦，性寒。入肝、胃、大肠经。

【功　用】有清热解毒、
燥湿止泻、行气止痛、凉血止
血、泻火消炎等功效。配伍香
附、白及、姜黄、吴茱萸、川
连止腹痛效良。

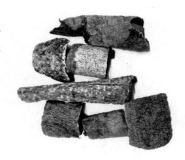

【常用量】9～15克。

【名　方】接骨灵丹加减。

## 69. 桑寄生

味甘、微苦，性平。入肝、肾经。

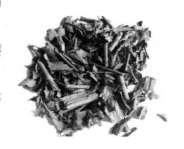

【功　用】有补肝肾、强筋骨、祛风湿、养血安胎等功效。治疗肝肾不足、血虚风湿所致腰酸背疼，关节麻木，筋骨软弱，常与杜仲、川断、牛膝、党参等药同用。

【常用量】9～15克。

【名　方】独活寄生汤加减。

## 70. 山萸肉 (山茱萸)

味酸、涩，性微温。入肝、肾经。

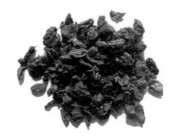

【功　用】有补益肝肾、涩精固脱等功效。可用治眩晕耳鸣、腰膝酸痛、阳痿遗精、遗尿尿频、崩漏带下、大汗虚脱等病症。配伍龙骨、牡蛎、附子、人参、白术、肉桂、麝香可救急回阳，疗效卓著。

【常用量】6～12克。

【名　方】六味地黄丸加减。

## 71. 枇杷叶

味苦，性微寒。入肺经。

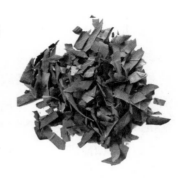

【功　用】有祛痰止咳、和
胃降逆、下气降火消痰等功效。
用治肺热咳嗽，或呕吐不止，
可配伍竹茹、苏子、白芍、甘蔗、
柿蒂、生姜。

【常用量】6～9克。

【名　方】川贝枇杷膏加减。

## 72. 石斛

味甘，性微寒。入胃、肺经。

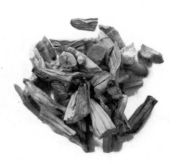

【功　用】养阴润燥，清
热生津，清虚热，补五脏虚劳，
羸瘦，强阴，久服厚肠胃，对
肠胃湿热者良。配伍西洋参、
淡竹叶对感冒过后虚热，或热
病阴伤有良效。

【常用量】6～12克。鲜
品为15～30克。

【名　方】石斛夜光丸加减。

## 73. 麦冬

*味甘、微苦，性寒。入肺、心经。*

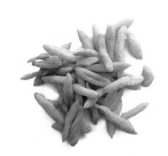

【功　用】有养阴清热、润肺止咳、润肠通便、养胃生津等功效。可生上焦津液，清胸膈之渴烦，治呕吐，止吐血，消痰咳。配伍人参、石斛、生芪、淡竹叶、陈皮、生地治口腔溃疡效果好。

【常用量】6～12克。

【名　方】保元汤加减。

## 74. 白豆蔻

*味辛，性温。入肺、脾、大肠经。*

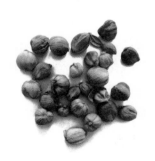

【功　用】有行气化滞、温中止呕等功效。可用治胸闷、腹胀、噫气、噎膈，以及吐逆、反胃等症，止腹痛。配伍厚朴、枳壳、陈皮、半夏、神曲理气化痰，行气止痛。

【常用量】3～9克。

【名　方】三仁汤加减。

## 75. 杜仲

味甘、微辛，性温。入肝、肾经。

【功　用】有补益肝肾、强筋壮骨、调理冲任、固经安胎等功效。常配伍黄芪、川断、骨碎补、补骨脂、自然铜，对跌打骨折有良效。炒杜仲、仙鹤草、苏叶、白术、黄芩水煎服对怀孕漏红出血有良效。

【常用量】6～9克。

【名　方】独活寄生汤加减。

## 76. 巴戟天 (又名巴戟)

味甘，辛，性温。入肝、肾经。

【功　用】补肾壮阳益精，强筋骨，安五脏，补中增志益气。可用治阳痿遗精、宫冷不孕、月经不调、少腹冷痛、风湿痹痛、筋骨痿软等症。配伍肉苁蓉、锁阳、杞子、生芪、当归、红枣、麦冬有益气补虚之功效。

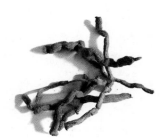

【常用量】3～9克。

【名　方】海马巴戟丸加减。

## 77. 狗脊

味苦、甘，性温。入肝、肾经。

【功　用】有补益肝肾、祛风湿、强筋骨等功效。主腰背酸痛，屈伸不利，浑身湿痹，老人失溺不节，常人筋骨痿弱无力，关节重痛。配伍萆薢、五加皮、杜仲、猪苓、泽泻、野木瓜补肾祛湿，壮筋健脚。

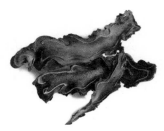

【常用量】6～12克。

【名　方】狗脊丸加减。

## 78. 威灵仙

味苦，性温。入胃、膀胱经。

【功　用】通络止痛，祛风祛湿，软坚化积，去腹内冷滞、胸膈痰水，除腰膝冷痛。配伍狗脊、砂仁、半夏、北芥子、枇杷叶治胸膈停痰有良效。治骨哽咽喉威灵仙与乌梅煎水饮效果好。

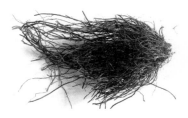

【常用量】6～10克。

【名　方】威灵仙丸加减。

## 79. 路路通

味苦，性平。入胃、肝、肾经。

【功　用】有祛风活络、
利水通经等功效。可用治关节
痹痛，麻木拘挛，水肿胀满，
乳少经闭等症。配伍通草、炮
山甲、枳壳、当归、活血通经
止痛，通乳。

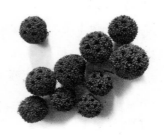

【常用量】5～9克。

【名　方】活血舒筋汤加减。

## 80. 鸡血藤

味苦、微甘，性温。入肝、肾经。

【功　用】有舒筋活络、
调经止痛、活血补血等功效。
配伍络石藤、松筋藤、杜仲、
独活、秦艽可祛风通络止痛。

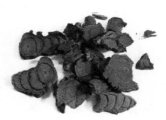

【常用量】9～15克。

【名　方】当归鸡血藤汤加减。

## 81. 骨碎补

味苦，性温。入肾、心包、肝经。

【功　用】有补肾强腰、续筋伤止痛等功效。可用治肾
虚腰痛、耳鸣耳聋、牙齿松动、
跌扑闪挫、筋骨折伤等症。配
伍续断、生芪、补骨脂、苏木、
自然铜为跌打圣药。

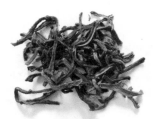

【常用量】3 ～ 9 克。鲜品
6 ～ 15 克

【名　方】骨碎补丸加减。

## 82. 五加皮

味辛、苦，性温。入肝、肾经。

【功　用】有祛风除湿、强筋壮骨、补益肝肾、利水消肿
等功效。可除寒痛，止遗沥，杀
阴虫，疗疝气。配伍灵仙、狗脊、
羌活、独活、桑枝、姜黄对风湿
骨痛有良效。痛甚可加川足、全
虫止痛效果更好。

【常用量】3 ～ 10 克。

【名　方】五加皮汤加减。

## 83. 猪苓

味甘、淡，性平。入肾、膀胱经。

【功　用】可利水渗湿，为除湿去水肿之要药。可用治小便不利、水肿、泄泻、淋浊、带下等病症。配伍茯苓、白术、泽泻、防己、陈皮行气利水。无湿气者少用，以防祛湿太过而变燥证。

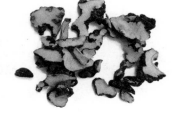

【常用量】6 ～ 12 克。

【名　方】五苓汤加减。

## 84. 乌梅

味酸、涩，性平。入肝、脾、肺、大肠经。

【功　用】有生津止渴，敛肺止咳，涩肠止泻，安蛔止疼等功效。可醒酒杀虫，治久咳泻痢，安蛔厥，去黑痣，蚀恶肉。配伍细辛、白芷、川连可治火炎头痛。

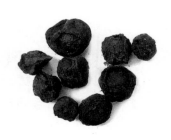

【常用量】6 ～ 12 克。

【名　方】乌梅丸加减。

## 85. 卷柏

味辛，性平。入肝、心经。

【功　用】有活血化瘀、凉血止血等功效。可除五脏邪气，治阴中作痛，止血。对血小板减少性紫癜，不但可以止血，而且能增加血小板计数。还可治疗肺咳出血、肺结节、大肠出血，有"还魂草"之称。配伍茜草根、麦冬、西洋参、石斛，止阴虚发热，虚热不退。

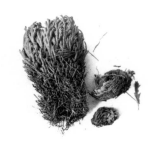

【常用量】5 ～ 15 克。

【名　方】卷柏散加减。

## 86. 胖大海 (大海子)

味甘，性微寒。入肺、大肠经。

【功　用】有清热化痰、利咽开音、清肺润肠等功效。可祛痰湿，止咳嗽，治风火牙痛。治疗肺热痰咳，咽喉痛配伍诃子、人参叶、乌梅有良效。

【常用量】2 ～ 3 枚。

【名　方】开音饮加减。

## 87. 远志 (俗称小草)

味苦、辛，性温。入心、肺、肾经。

【功 用】有安神益智、祛痰消肿等功效。可用治心肾不交引起的失眠多梦，健忘惊悸，神志恍惚，咳痰不爽，疮疡中毒，乳房肿痛等病症。配伍人参、五味子、酸枣仁、灯心草、夜交藤、淡竹叶、茯神、胆南星可安神助眠，加入龙骨、牡蛎、半夏治失眠如神。

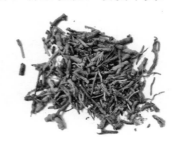

【常用量】3～9克。

【名 方】小草丸加减。

## 88. 酸枣仁

味甘、酸，性平。入肝、心、脾经。

【功 用】可养心安神，益阴敛汗；用治烦心不得眠、脐上下痛、虚汗烦渴，补中疏肝气，坚筋骨，助阴气，能令人眼健。配伍人参、茯苓、浮小麦、生芪治疗睡中出汗即盗汗有良效。

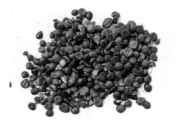

【常用量】9～15克。

【名 方】归脾汤加减。

## 89. 丹皮

味辛、苦，性微寒。入心、肝、肾经。

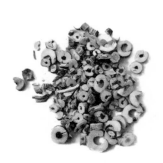

【功　用】可清热凉血，活血祛瘀，解热毒散热结，疗痈疮，除骨蒸虚热，治时气头痛，祛瘀斑紫癜。对高血压及动脉硬化有较好功效。配伍杜仲、生芪、夏枯草对高血压有良效。

【常用量】6 ～ 12 克。

【名　方】青蒿鳖甲汤加减。

## 90. 板蓝根

味苦，性寒。入心、胃经。

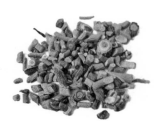

【功　用】有清热解毒、利咽止痛、凉血祛斑等功效。治大头瘟疫，疟腮，喉痹有良效。还可用于预防流感。配伍桔梗、虎杖、贯众、牵牛子、连翘、桑叶、生地黄、麦冬等对风热感冒效果好。

【常用量】9 ～ 15 克。

【名　方】普济消毒饮加减。

## 91. 苏木

味甘、咸，性平。入心、肝、脾经。

【功　用】有活血祛瘀、消肿止痛等功效。可用治经闭痛经，产后瘀阻，胸腹刺痛，外伤肿痛等症。治跌打损伤，可与乳香、没药、血竭、桃仁、红花等同用。

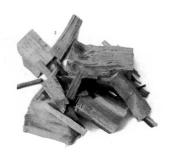

【常用量】3～9克。

【名　方】苏木汤加减。

## 92. 没药

味苦、微辛，性平。入心、肝、脾经。

【功　用】可活血化瘀，祛瘀止痛，消肿生肌，逐死肌去三虫，止心腹瘀痛、手足痹痛或痈疽肿痛。配伍乳香、三棱、莪术、香附、川芎、当归活血止痛力更强。对胃刺激较大，胃弱或胃炎者慎用。

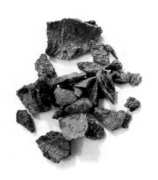

【常用量】3～9克。

【名　方】当归没药丸加减。

## 93. 使君子

味甘，性温。入脾、胃经。

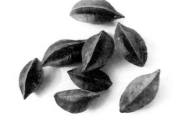

【功　用】可消积杀虫，健脾胃，除虚热。用治五疳便浊，泄痢疮癣，为小儿诸病要药。配伍山楂、麦芽、厚朴、陈皮、独脚金、芦荟、川椒治一切疳积神效。对小儿、成人因蛔虫所致睡觉流涎沫有效。

【常用量】5 ～ 15 克。

【名　方】胆蛔汤加减。

## 94. 贯众

味苦，性微寒。入肝、脾经。

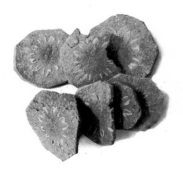

【功　用】有清热解毒、杀虫、止血等功效。可止鼻血，除血淋，驱诸毒，杀虫，破癥瘕，疗金疮。贯众置水缸中，用水制饮食，令人瘟疫气不染。配伍虎杖、蒲公英、地丁、牛蒡子、连翘、生地黄，治疗病毒性流感有效，对风热感冒效果良好。贯众单味治鼻血有效。

【常用量】5 ～ 15 克。

【名　方】贯众汤加减。

## 95. 牛膝

味苦、酸，性平。入肝、肾经。

【功　用】有补肝肾、活血祛瘀、通利关节、引血下行等功效。可用治腰膝酸痛，筋骨无力，经闭癥瘕，肝阳眩晕等症。使用注意：本品下行之力较大，故梦遗滑精，气虚下陷及孕妇忌用。配伍大黄、扁蓄、车前子、金钱草、芦根等可清热通淋，尿路感染，小便涩痛属湿热证者。

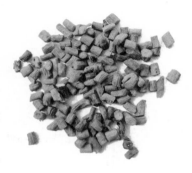

【常用量】5 ～ 12 克。

【名　方】三妙散加减。

### 96. 穿破石

味微苦，性凉寒。入肝、肺、脾经。

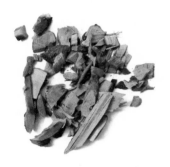

【功　用】疏肝行气退黄，
活血祛瘀止痛，理气止咳，祛
风利湿。配伍佛手、香附、元
胡对肝郁血瘀之胁痛有效。

【常用量】5 ～ 15 克。

【名　方】抗痨丸加减。

### 97. 艾叶

味辛，苦，性温。入肝、脾、肾经。

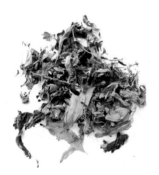

【功　用】有散寒止痛、
温经止血等功效。可用治少腹
冷痛、经寒不调、宫冷不孕、
吐血衄血、崩漏经多、妊娠下
血等症。配伍香附、川芎、当
归、熟地、白芍、阿胶、枳壳、
赤芍等醋水各半煮对经血少之
月事不调神效。使用注意：阴虚火燥者不宜用。

【常用量】3 ～ 9 克。

【名　方】十三太保加减。

## 98. 郁金

味辛、苦，性寒。入肝、心、肺经。

【功　用】可行气解郁，活血祛瘀，清心凉血止痛，利胆退黄，生肌止血，破恶血，治血淋尿血，金疮，下气，祛积血。配伍降香、佛手、当归、生地黄、川芎、柴胡、茜草根治怒气伤肝胁痛或吐血神效。

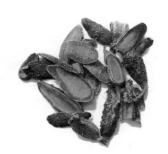

【常用量】3 ～ 9 克。

【名　方】郁金散加减。

## 99. 鸡蛋花

味甘、微苦，性凉，气香。入肺、大肠经。

【功　用】有清热祛湿、行气止咳等功效。主治大肠湿热所致泄泻，对湿热黄疸有效。岭南民间五花茶：鸡蛋花，木棉花，槐花，金银花，葛花。现在一般用夏枯草、茵陈、菊花代替葛花，效果更优。

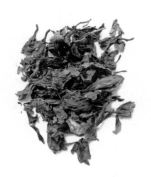

【常用量】5 ～ 15 克。

【名　方】五花茶加减。

## 100. 香附

味辛、苦、微甘，性平。入肝、脾、三焦经。

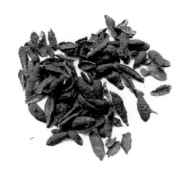

【功　用】有疏肝行气、解郁止痛、调经止痛等功效。为妇科圣药，能止血，治崩漏。配伍川芎、台乌、天麻、钩藤可治气郁头痛。与莱菔子煎汤服对耳卒聋闭有效。配伍海藻、小茴、荔枝核等能治疝气小肠胀痛等。

【常用量】6 ～ 9 克。

【名　方】越鞠丸加减。

## 101. 干姜

味辛，性热。入心、肺、脾、胃、肾经。

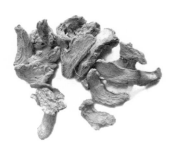

【功　用】有温中祛寒、回阳救逆、温肺化饮等功效。主胸满，去皮肤间结气，治腹中冷痛。配伍人参、白术、附子、炙甘草、白芍治虚寒腹痛，四肢厥冷，唇黑头晕效佳。

【常用量】5 ～ 15 克。

【名　方】四逆汤加减。

## 102. 大茴香 (又名八角)

味辛，性温。入胃、膀胱经。

【功　用】有理气止痛、温阳散寒等功效。主肾劳疝气，小肠吊气挛疼，干湿脚气，膀胱冷气肿痛。开胃止呕下食，补命门不足，理腰痛，疗恶疮。配伍小茴、丁香、草果、肉桂、香叶为调理食物香料，研粉民间称香料粉。

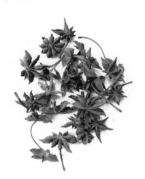

【常用量】3～9克。

【名　方】金不换内消丸加减。

## 103. 草果

味辛，性温。入脾、胃经。

【功　用】有燥湿温中、除痰截疟等功效。草果辛热燥烈之性较大，善破疫疠之气，而多用于湿浊郁伏，湿疫诸症。配伍川椒、黄连、半夏、神曲、白及、郁金、枳壳、青皮治疗慢性胃炎良效。

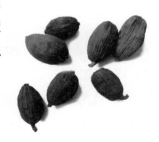

【常用量】5～15克。

【名　方】草果饮加减。

## 104. 小茴香

味辛，性温。入肝、肾、脾、胃经。

【功　用】有理气止痛、散寒温中开胃等功效。可用于小腹冷痛，醒脾健胃，止呕吐。可促进胃肠排空，缓解胃肠痉挛，对膀胱疝气作用较好。配伍台乌、肉桂、木香、当归、香附、元胡、茜草根治疗少腹血瘀气痛效良。

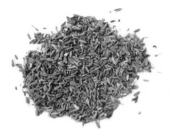

【常用量】3～6克。

【名　方】黑锡丹加减。

## 105. 白芍

味苦、酸，性微寒。入肝、脾、大肠经。

【功　用】可和阴止痛，平肝养血。止邪气腹痛，破坚积散恶血，逐贼血，去瘀滞。主妇人血闭不通，柔肝和血脉，治胁下痛。配伍荆芥、阿胶、防风、生地黄、黄芪、炙甘草、地榆炭，治肠风下血效良。

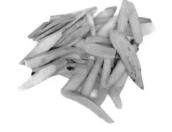

【常用量】6～15克。

【名　方】当归芍药汤加减。

## 106. 通草

味甘、淡，性寒。入肺、胃经。

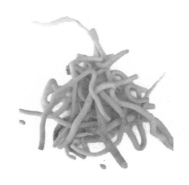

【功　用】可清热利水，
通乳，泻肺利阴，下五淋，通
乳汁，便于经络流行，营卫通
畅，祛湿通淋。配伍山甲、枳
壳、花生、猪脚肉煲汤服通乳。

【常用量】3～10克。

【名　方】三仁汤加减。

## 107. 苍术

味苦、辛，性温。入脾、胃经。

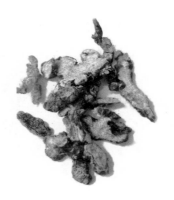

【功　用】有祛风散寒、
燥湿健脾、明目等功效。可用
于风寒感冒，风湿痹痛，除胀
满，消水肿，止泄泻。配伍薏
米、牛膝、泽泻可祛湿利水。

【常用量】3～9克。

【名　方】四妙散加减。

## 108. 白及

味苦、甘、涩，性平。入肺、胃、肝经。

【功　用】可收敛止血，消肿生肌。用于肺伤吐血，敷手足皲裂，汤火灼伤，去腐生新。得酒调服，治跌打损伤，

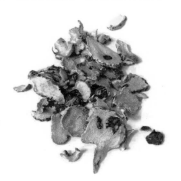

配米汤服，止肺伤吐血，止鼻血。又主痈肿败疽，恶疮，散结逐腐，除白癣，去疥虫。配伍白芷、苍耳子、辛夷花、菊花、紫草、苏叶治鼻炎。使用注意：本品不宜与乌头同用。

【常用量】5 ～ 15 克。

【名　方】白及枇杷丸加减。

## 109. 菊花

味甘，性微寒。入肺、肝经。

【功　用】可疏风清热，清肝明目，平肝熄风，治一切胸中烦热，血中郁热，四肢游风，肌肤湿痹，头目眩晕，去皮肤死肌，安肠胃，利五脉，俱无不治。配伍木贼、谷精草、桑

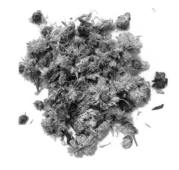

椹子、决明子可清肝明目。

【常用量】5 ～ 15 克。

【名　方】桑菊饮加减。


## 110. 乳香

味苦、辛，性微温，入心、肝、脾经。

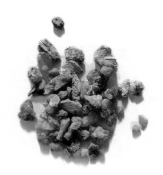

【功　用】有活血行气、散瘀止痛、舒筋活络、消肿生肌等功效。祛风疹痒毒，治内伤诸痛。配伍没药、白及、白芷、连翘、花粉、水蛭、麝香止痛肿疔疮有效。

【常用量】3 ～ 9 克。

【名　方】宫外孕方加减。

### 111. 龙骨

味甘、涩，性平。入心、肝、肾经。

【功　用】有镇惊安神、平肝潜阳、收敛固涩等功效。
治多梦纷纭，惊痫疟痢，吐血崩
带，遗精脱肛。利大小肠，固精
止汗，定喘。配伍牡蛎、山萸肉、
天麻、勾藤、枣仁等镇惊安神，
祛风除痹。

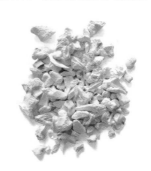

【常用量】5 ～ 30 克。

【名　方】镇肝熄风汤加减。

### 112. 益母草

味辛、苦，性微寒。入肝、心包经。

【功　用】可活血调经，利
水消肿，行血而新血不伤，养血
而瘀血不滞。配伍生地黄、白芍、
麦冬、茜草、鱼骨、五味子、青蒿、
阿胶等治月经先期有效。使用注
意：崩漏，瞳子微大者忌用。

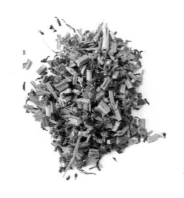

【常用量】9 ～ 30 克。

【名　方】益母草膏加减。

## 113. 白薇

味苦、咸，性微寒。入肝、胃经。

【功　用】清热凉血，退虚热。对寒热酸痛，虚热不退之阴伤内热，小便淋结溺痛有效。病左右走痛，浑身酸痛，似有而说不明之痛皆可用之。凡山瘴瘟疟，久而不解，白薇、藿香、草果、黄柏、贯众合之易解。

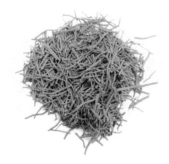

【常用量】5 ～ 15 克。

【名　方】白薇汤加减。

## 114. 王不留行

味苦，性平。入肝、胃经。

【功　用】可除风去痹，止血定痛，通经利便，下乳。俗云：穿山甲、王不留行，妇人服之乳长流，治经闭，常配当归、川芎、桃仁、红花等同用；若治乳汁不通，常与穿山甲、通草、猪蹄等同用，并且本品与蒲公英、地丁、生地黄同用对乳痈肿痛效果较好。

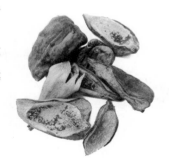

【常用量】3 ～ 9 克。

【名　方】涌泉散加减。

## 115. 秦艽

味苦、辛，性微温。入肺、胃、大肠经。

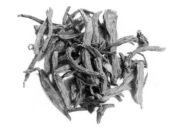

【功　用】通络止痛，祛风湿止痹，退虚热，润肠通利大小便，治肢节挛急痹痛，祛湿退黄。配伍茵陈、枝子退黄有良效。

【常用量】3 ～ 9 克。

【名　方】秦艽牛膝煎加减。

## 116. 独脚金 (疳积草)

味甘、淡，性凉。入肝、脾经。

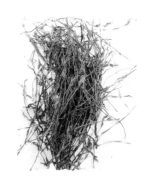

【功　用】有清热消积等功效。可用于消食积，祛湿利水，退黄，治小儿肢瘦腹大之疳积，以及小儿夏季热。配伍陈皮、半夏、胆南星、白术、党参、山楂、麦芽、鸡内金等消食去积。

【常用量】5 ～ 15 克。

【名　方】民间偏方独脚金瘦肉汤加减。

## 117. 龟板

味甘、咸，性平。入肝、肾经。

【功　用】可滋阴补肾，育阴潜阳，清虚热。主破癥瘕，疟疾，五痔，阴蚀，湿痹，四肢重弱，漏下赤白，小儿囟门不合，女子阴疮，骨中寒热，惊悸劳复。配伍鳖甲、知母、熟地、麦冬养阴清虚热。

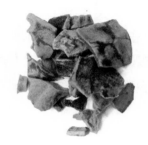

【常用量】5 ～ 15 克。

【名　方】大补阴丸加减。

## 118. 千层纸 (又名木蝴蝶)

味苦，性微寒。入肺、肝、胃经。

【功　用】有润肺、疏肝、和胃、生肌等功效。可用治咳嗽、喉痹、喑哑、肝胃气痛、疮口不敛。属湿热型体质尤为好用。配伍桔梗、瓜蒌皮、牛蒡子、沙参、桑叶治疗秋季喉咙痛有良效。

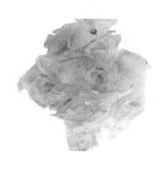

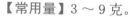

【常用量】3 ～ 9 克。

【名　方】木蝴蝶汤加减。

### 119. 决明子

味甘、苦，性微寒。入肝、胃、脾经。

【功　用】有清热解毒、清肝明目、润肠通便等功效。
主肝火头痛，青盲，眼痛目赤。
配伍菊花、黄连、生地黄、木
贼、刺蒺藜、杞子、石决明治
赤眼泪痛有良效。

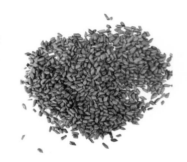

【常用量】9 ～ 15 克。

【名　方】决明子散加减。

### 120. 水蛭

味咸、苦，性平，入肝经。

【功　用】有破血通经、逐瘀消癥等功效。可用治血瘀
经闭、癥瘕痞块、中风偏瘫、
跌扑损伤等症。配伍桃仁、红
花、川芎、当归、赤芍、生地
黄可活血通经。使用注意：本
品有小毒，破血力大，妇女月
经期不宜用，孕妇禁用。

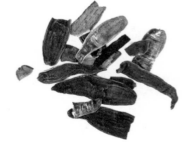

【常用量】3 ～ 9 克。

【名　方】抵当汤加减。

## 121. 旱莲草

味甘、酸，性微寒。入肝、肾经。

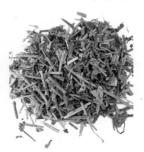

【功　用】有滋阴生津、滋养肝胃、凉血止血等功效。久服可乌须发。脏毒下血配伍仙鹤草、鹿衔草、生地黄、白及、生姜煮水饮能止血止痛。使用注意：此草冷而不利肠胃，煮时加入生姜可修制其寒，否则易致腹痛泄泻。

【常用量】6 ～ 12 克。

【名　方】二草丹加减。

## 122. 半枝莲

味甘、微苦，性微寒。入肺、肝、脾经。

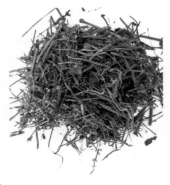

【功　用】有清热解毒、消肿去积、利水祛湿、散瘀止血、通淋止痛等功效。配伍车前草、金钱草、芦根、薏米、夏枯草、萹蓄、大黄治小便淋痛。

【常用量】5 ～ 15 克。

【名　方】复方半枝莲汤加减。

## 123. 大黄

味苦，性寒。入胃、大肠、肝经。

【功　用】有泻热通便、活血祛瘀、利湿退黄等功效。可用治实热便秘、积滞腹痛、泻痢不爽、湿热黄疸、血热吐衄、目赤、咽肿、肠痈腹痛、臃肿疔疮、瘀血经闭等病症。配伍厚朴、枳实、麦冬、生地黄、生姜等润肠通便。

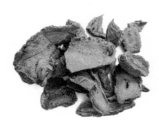

【常用量】3～30克。

【名　方】大承气汤加减。

## 124. 元胡 (玄胡索)

味辛、苦，性温。入肝、脾、肺经。

【功　用】有祛瘀止痛、行气活血等功效。主气滞心腹诸痛，跌打损伤，消肿通络止痛，可与寒热药配伍治各种寒痛或热痛。还有镇静、催眠、安定、扩张血管及解痉等作用。配伍香附、乳香、没药、五灵脂、蒲黄、白芷等止痛祛瘀效果更好。

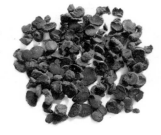

【常用量】3～10克。研末吞服，一次1.5至3g

【名　方】金铃子散加减。

## 125. 夜交藤

味甘、微苦，性平。入心、肝、肾经。

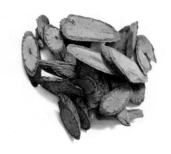

【功　用】有补血安神、祛风通络等功效。可用于风湿痹痛，失眠多梦，心肾失交之惊悸，心慌，肌肤麻木，风疹瘙痒。配伍生芪、浮小麦、远志、龙骨、牡蛎、麦冬、灯心草等治疗失眠有良效。

【常用量】10 ～ 20 克。

【名　方】神衰汤加减。

## 126. 姜黄

味辛、苦，性温。入肺、肝、胃经。

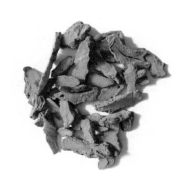

【功　用】可通络止痛，破气行血，祛瘀消肿，消癥瘕，止四肢痹痛。配伍血竭、田七、青皮、半夏、香附、苍术、川芎、当归等可活血通经止痛。

【常用量】3 ～ 9 克。

【名　方】姜黄汤加减。

### 127. 莱菔子

味辛、甘，性平。入脾、胃、肺经。

【功　用】可消食导滞，降气祛痰，消食除胀，利大小便。治疗久咳痰喘配伍苏子、白芥子、葶苈子、橘红、枇杷叶等有良效。

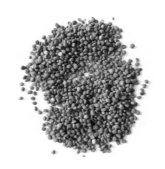

【常用量】3～9克。

【名　方】三子养亲汤加减。

### 128. 丹参

味苦，性微寒。入心、肝、心包经。

【功　用】有活血通经、祛瘀止痛、清心除烦等功效。可用治月经不调，癥瘕积聚，胸腹刺痛，心烦不眠，肝脾大，心绞痛等病症。配伍牛膝、萆薢、野木瓜、豨莶草、川断、补骨脂、羌活、杜仲治腰痛脚痹，除风湿止痛。

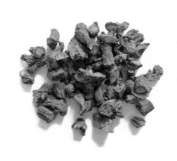

【常用量】9～15克。

【名　方】天王补心丹加减。

## 129. 地龙

味咸，性寒。入脾、胃、肝、肾经。

【功　用】有清热定惊、通络、平喘、利尿等功效。可用治高热神昏、惊痫抽搐、关节痹痛、肢体麻木、半身不遂、肺热喘咳、尿少水肿、高血压等病症。炭火烧红为末配伍乳香、没药、炮山甲、轻粉、田七、白芷等研粉可外敷瘰疬。

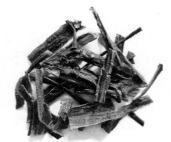

【常用量】3 ～ 9 克。

【名　方】小活络丸加减。

## 130. 钩藤

味甘，性微寒。入肝、心包经。

【功　用】有息风止痉、清热平肝等功效。可用治诸种惊痫，胎风闷悸，热壅夜啼。配伍天麻、龙骨、牡蛎、远志、枣仁、熟党、白术、胆南星等祛风定惊安神。

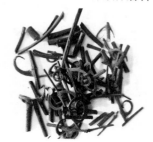

【常用量】3 ～ 12 克。

【名　方】钩藤饮加减。

## 131. 补骨脂

味辛、苦，性温。入肾、脾经。

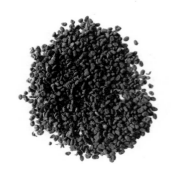

【功　用】温肾壮阳，纳气，止泻。治五劳七伤，腰肢冷痛，肾虚泄泻，骨痿筋痹。配伍续断、骨碎补、杜仲、苏木、生地、当归、土鳖虫等治疗筋骨折断有良效。

【常用量】6 ～ 9 克。

【名　方】四神丸加减。

## 132. 天冬

味甘、微苦，性寒。入肾、肺经。

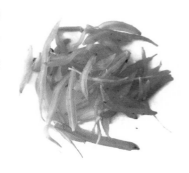

【功　用】养阴清热，滋肾润肺，通便。用于肺燥干咳，顿咳痰黏，咽干口渴。肠燥便秘等病症。配伍熟地黄、胡麻仁、黄精、蜂蜜久服养颜。

【常用量】6 ～ 12 克。

【名　方】三才汤加减。

## 133. 赤芍

味苦，性微寒。入肝、脾经。

【功　用】有清热凉血、活血祛瘀等功效。主妇人经闭腹痛，疝瘕积聚，胁痛，衄血，血痢，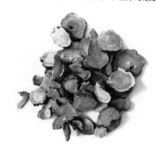
肠风下血，目赤，痈肿。配伍丹皮、
香附、当归、生地、元胡、青皮、
五灵脂、蒲黄治经闭腹痛。

【常用量】6～12克。

【名　方】清瘟败毒饮加减。

## 134. 车前子

味甘、淡，性寒。入肝、肾、小肠、肺经。

【功　用】有利水通淋、清肝明目、化痰止咳等功效。用
于水肿胀满、热淋涩痛、暑湿泄
泻、目赤肿痛、痰热咳嗽等病症。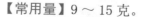
配伍滑石、瞿麦、大黄、扁蓄、芦
根、山枝子、郁金、金钱草等治小
便涩痛，或小便点滴不通，便血加
茜草根、仙鹤草有良效。

【常用量】9～15克。

【名　方】八正散加减。

## 135. 泽泻

味甘、淡，性寒。入肾、膀胱经。

【功　用】可利水祛湿，泻肾火，开气化之源，通水道，润泽肺之气，去膀胱之垢，疗尿血，止淋沥，收阴汗，消肿胀，除泻痢，凡疫气疔疮小便赤涩者，用此为宜。配伍猪苓、大腹皮、茯苓皮祛湿利水。

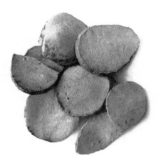

【常用量】6～9克。

【名　方】五苓汤加减。

## 136. 蒺藜 <sub>(刺蒺藜)</sub>

味辛、苦，性微温。入肝经。

【功　用】有疏肝解郁、活血祛风、明目、止痒等功效。用于头痛眩晕，胸胁胀痛，乳闭乳痈，目赤翳障，风疹瘙痒等病症。配伍柴胡、郁金、青皮、香附、淮山、沙参、茜草根疏肝解郁。

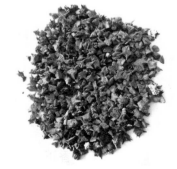

【常用量】6～9克。

【名　方】刺蒺藜散加减。

## 137. 台乌 (乌药)

味辛，性温。入肺、肝、胃、肾经。

【功　用】可行气止痛，温经散寒，健胃暖肾。主宿食不消，心腹气痛，膀胱肾间冷气上冲胸背，小儿腹中虫痛，天行疫瘴，蛊毒，妇人血气不舒，

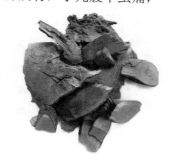

腹满胀疼。配伍甘松、藿香、半夏、神曲、沉香、香附、党参、白术、白芍可行气止痛，和胃止呕。

【常用量】3～9克。

【名　方】乌沉汤加减。

## 138. 藿香

味辛，性温。入肺、脾、胃经。

【功　用】有芳香化湿、和中止呕、解表除湿滞等功效。可除恶气，散风水肿毒，止霍乱心气痛。用于脘腹胀满，呕吐泄泻，暑湿证，以及发热恶寒等病症。配伍陈皮、半夏、神曲、生姜止虚寒腹痛呕吐。

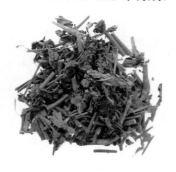

【常用量】3～9克。

【名　方】藿香正气散加减。

## 139. 木香

味辛，性温。入脾、胃、大肠、三焦、胆经。

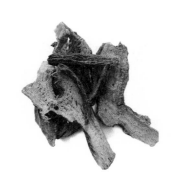

【功　用】行气止痛，健脾消食。治胁肋胀满，泻痢后重，食积不消，不思饮食。配伍龙胆草、金钱草、茵陈、陈皮、山楂、麦芽、生姜等可清肝利胆。

【常用量】3 ～ 6 克。

【名　方】归脾汤加减。

## 140. 全蝎 (全虫)

味辛，性平，有小毒。入肝经。

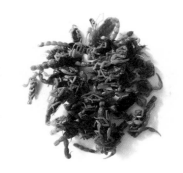

【功　用】有息风镇痉、攻毒散结、通络止痛等功效。主诸风瘾疹，中风口眼歪斜，筋骨痿软，半身不遂。配伍麻黄、白附子、干姜、细辛、桂枝、续断、天麻、僵蚕等治面瘫有良效。

【常用量】3 ～ 6 克。

【名　方】牵正散加减。

## 141. 紫背天葵

味甘、微酸，性凉。入肺、胃、大肠经。

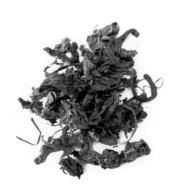

【功　用】有清热解毒、润肺止咳、散瘀消肿、消癥散结、生津止渴等功效。治肺热咳嗽，伤风声嘶，痈肿疮毒，跌打肿痛等症。配伍蒲公英、地丁、白芷、玄参、浙贝、连翘、金银花、牛蒡子清热解毒。

【常用量】5 ～ 15 克。

【名　方】五味活血汤加减。

## 142. 常山

味辛、苦，性寒。入肺、肝、心经。

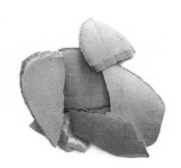

【功　用】涌吐痰涎，截疟。用于痰饮停聚，胸膈痞塞等病症。配伍砂仁、黄连、大腹皮治山岚瘴气之瘟疫疟疾。

【常用量】3 ～ 9 克。

【名　方】常山饮加减。

### 143. 皂角刺

味辛，性温。入肝、胃经。

【功　用】溃脓消肿，搜风杀虫，除风痹死肌，止咳嗽，消谷除胀，去囊结，利九窍，功同穿山甲。配伍炮山甲、白及、白芷、桃仁、红花、连翘、花粉、黄芪、当归等散瘀消肿。使用注意：孕妇忌用。

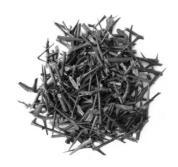

【常用量】3～9克。

【名　方】消疮饮加减。

### 144. 韭菜子

味辛、甘，性温。入肝、肾经。

【功　用】有温补肝肾、壮阳固精等功效。可用治治疗白带过多，腰膝酸软，阳痿遗精，遗尿尿频等病症。配伍菟丝子、金樱子、枸杞子、杜仲、巴戟、熟地、白芍补肾益精。

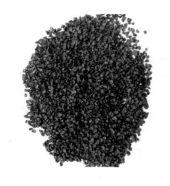

【常用量】3～9克。

【名　方】韭子散加减。

## 145. 鳖甲

味咸，性平。入肝、脾经。

【功　用】有滋阴潜阳、软坚散结、退热除蒸等功效。
可用于阴虚发热，劳热骨蒸，
虚风内动，经闭，癥瘕等病症。
配伍龟板、知母、玄参、牡蛎、
贝母、海藻、昆布、夏枯草软
坚散结。

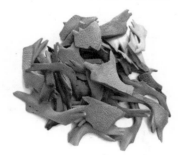

【常用量】5～25 克。

【名　方】鳖甲煎丸加减。

## 146. 连翘

味苦、微辛，性微寒。入心、肺、小肠经。

【功　用】有清热解毒、消肿散结等功效。治恶疮痈肿，
瘰疬结热，鼠瘘瘿瘤，消痔疮肿
痛，解蛊毒，通利五淋，泻心火，
去白虫。配伍金银花、生地、花
粉、苦杖、贯众、桑叶、麦冬、
薄荷等治风热感冒有良效。

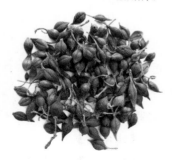

【常用量】6～15 克。

【名　方】连翘消毒饮加减。

## 147. 苦参

味苦，性寒。入肝、心、胃、大肠、膀胱经。

【功　用】有清热燥湿、杀虫、利尿等功效。可用于湿疹、热毒疮疖、皮肤瘙痒、赤白带下、黄疸、阴肿阴痒等症。配伍荆芥、防风、赤芍、丹皮、生地、蒲公英、地丁、蛇床子、地肤子清热解毒，止皮肤痒。

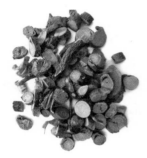

【常用量】6～9克。

【名　方】苦参丸加减。

## 148. 蛇床子

味辛、苦，性温。入肾经。

【功　用】祛风止痒,燥湿杀虫,温阳补肾。主阴中肿痛,湿痒难忍，除痹气，癫痫，利关节。配伍生地、黄柏、牛膝、远志、苦参、土茯苓、苍耳子、浮萍、大青叶等内服外洗治男女阴肿阴痒有良效。

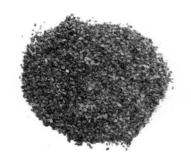

【常用量】3～9克。

【名　方】三子丸加减。

## 149. 薄荷

味辛，性凉，气香。归肺、肝经。

【功　用】疏风清热，清利头目、咽喉，透疹解表，疏肝解郁。主心腹恶气，胀闷不消，肠胃湿滞，风温头晕，疗湿热风疹瘙痒。配伍牛蒡子、连翘、荆芥、蝉蜕、夏枯草等消风疹止痒。

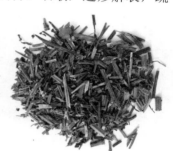

【常用量】5 ～ 10 克。

【名　方】逍遥散加减。

## 150. 桑螵蛸

味甘、咸，性平。入肝、肾经。

【功　用】有补肾助阳、固精缩尿、止浊等功效。可用治遗精滑精，遗尿尿频，小便白浊等病症。配伍台乌、益智仁、羊藿叶等缩泉治小便频多有良效。

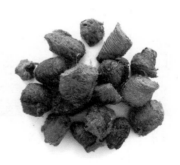

【常用量】5 ～ 9 克。

【名　方】夜尿宁丸加减。

## 151. 大腹皮

味辛，性温。入肺、胃、大肠经。

【功　用】有祛湿利水、下气
宽中等功效。可用于湿阻气滞，
脘腹胀闷，大便不爽，水肿胀满，
脚气浮肿，小便不利。配伍藿香、
半夏、神曲、苏叶、陈皮、大枣、
苍术、茯苓祛湿利水，消肿。

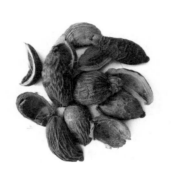

【常用量】3～9克。

【名　方】大腹皮汤加减。

## 152. 沉香

味辛、苦，性微温，有芳香气。入脾、胃、肾经。

【功　用】有行气止痛、温中止呕、纳气平喘等功效。
可用于胸腹胀闷疼痛，胃寒呕
吐、呃逆，肾虚气逆喘急等病
症。配伍木香、砂仁、藿香、
陈皮、白术、白芷、茜草根等
可治心气郁结血瘀腹痛。

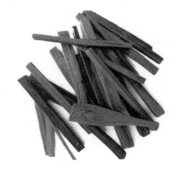

【常用量】3～9克。

【名　方】沉香散加减。

### 153. 鹿角霜

味咸，性温。归肝、肾经。

【功　用】补益精血，用于虚寒的崩漏带下，外用收敛止血。可用于脾肾阳痿，食少吐泻，遗尿尿频，崩漏下血，痈疽痰核。配伍阿胶、龟板、鳖甲、杜仲、生芪、人参、白术、地榆炭、仙鹤草等止崩漏有良效。

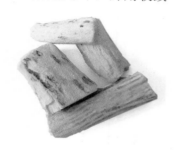

【常用量】9 ～ 15 克。

【名　方】乌鸡白凤丸加减。

### 154. 胆南星

味辛、苦，性凉。入肝、肺、脾经。

【功　用】有清热化痰、息风定惊等功效。可用于癫痫抽搐，消痈疽，治肢体麻木，风痰眩晕，破伤风，手足痉挛，口眼歪斜，惊风心悸。配伍防风、桔梗、瓜蒌、半夏、贝母等可化痰定惊止咳。

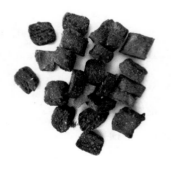

【常用量】3 ～ 6 克。

【名　方】导痰汤加减。

## 155. 百部

味甘、苦，性微温，有小毒。入肺经。

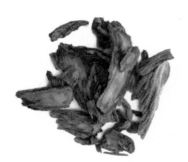

【功　用】有润肺下气止咳、杀虫等功效。可用于肺痨咳嗽，百日咳；外用治阴痒，头虱，体虱，蛲虫病。配伍天冬、麦冬、紫菀、冬花、苦杏仁、枳壳等可化痰止咳。

【常用量】3～9克。

【名　方】月华丸加减。

## 156. 茵陈蒿

味苦、辛，性微寒。入脾、胃、肝、胆经。

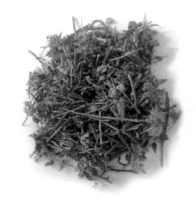

【功　用】清热利湿，退黄疸。可用治伤寒大热，黄疸便赤，眼目赤障。黄疸分阴寒阳热两种，阳疸热多，有湿有燥，茵陈蒿配伍栀子、大黄治湿疸；配伍栀子、橘皮治燥疸；阴疸寒多，只有一症，同附子治之。配伍夏枯草、金钱草、鸡骨草、陈皮、生芪、白术、茯苓、丹参等可清肝护肝，对肝脏炎症有良效。

【常用量】6 ～ 15 克。

【名　方】甘露消毒丹加减。

### 157. 夏枯草

味辛、苦，性寒。入肝、肺经。

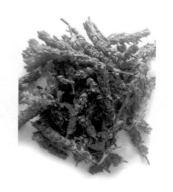

【功　用】清肝明目，清热散结。治痰火郁结，瘰疬鼠瘘，消痈肿乳毒，又治瘿瘤（如单纯甲状腺肿），还可用治肿瘤，如腺瘤、淋巴肉瘤、纵隔肿瘤等，有一定的疗效。配伍银花藤、白及、白蔹、连翘、贝母、玄参、牡蛎、花粉等治瘰疬有效。

【常用量】9 ～ 15 克。

【名　方】夏枯草汤加减。

## 158. 瓜蒌皮

味甘，性寒。入肺、胃经。

【功　用】润肺止咳，化痰祛湿，宽胸散结，消痈肿，清热抑瘤。主胸痹心痛，消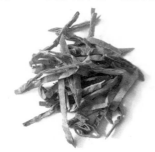渴，八疸身面黄，悦泽人面。配伍半夏、薤白、陈皮等可化痰止胸痹。

【常用量】6 ～ 9 克。

【名　方】小陷胸汤加减。

## 159. 仙鹤草

味苦、涩，性平。入心、肝经。

【功　用】有收敛止血、截疟、止痢、解毒等功效。常用于咯血、吐血、便血及妇产科崩漏，以及疟疾、血痢、脱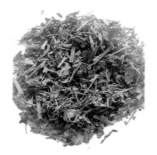力劳伤、痈肿疮毒，阴痒带下等病症。配伍茜根炭、地榆炭、荆芥炭、生地、白芍、麦冬等可凉血止血。

【常用量】6 ～ 12 克。

【名　方】养正消斑饮加减。

## 160. 番泻叶

味甘、苦，性寒。入大肠经。

【功　用】泻热通便，清
热解毒，祛瘀散积，治便秘肠
积，推陈出新。润肠宜泡服，
汤剂不宜久煎。配伍枳实、川
朴、火麻仁、生地、麦冬、赤
芍、丹皮等可祛瘀导滞。

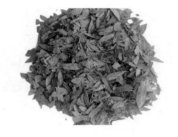

【常用量】2～6克。

【名　方】肠粘连缓解汤加减。

## 161. 川楝子

味苦，性寒。入肝、小肠、膀胱经。

【功　用】清热祛湿，行
气止痛，杀虫止痒。主伤寒大
热烦狂，疥癣，疏利水便，疏
肝行气，治肾虚疝气。配伍补
骨脂、小茴、莱菔子、荔枝核、
橘核治疝痛有效。

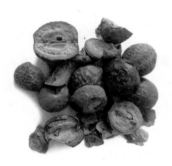

【常用量】3～9克。

【名　方】金铃子散加减。

### 162. 僵蚕

味咸、辛，性平。入肝、肺胃经。

【功　用】祛风止痉，通络止痛，化痰散结，消瘰疬，止风疹瘙痒，疗癫痫，祛头风止急性头痛。配伍天麻、胆星、全蝎、红花、荆芥、防风、麻黄、桂枝、白附子等治中风。

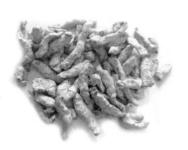

【常用量】5 ～ 9 克。

【名　方】牵正散加减。

### 163. 海浮石

味咸，性微寒。入肺、肾经。

【功　用】清热化痰，软坚散积。可用治痰热喘嗽，瘿瘤瘰疬，砂淋尿痛，软化皮肌瘤。配伍玄参、牡蛎、贝母、夏枯草、连翘等软坚散结消瘿祛瘤有效。

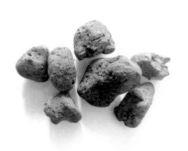

【常用量】5 ～ 15 克。

【名　方】苦参海浮石汤加减。

## 164. 诃子

味苦、酸、涩，性平。入肺、大肠经。

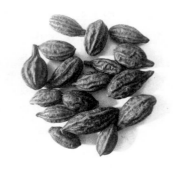

【功　用】敛肺止咳，涩肠止泻，降火利咽，治久咳不止。配伍人参叶、乌梅焗水饮，止咽痛失音。配伍桔梗、瓜蒌、半夏、陈皮、桑叶、枇杷叶、麦冬等止秋季燥咳有良效。

【常用量】3～9克。

【名　方】诃子汤加减。

## 165. 龙脷叶

味甘，性平。入肺、膀胱经。

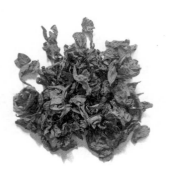

【功　用】清化热痰，润肺止咳，消炎杀菌，润肠通便。配伍桑白皮、南杏仁、川贝、陈皮、胆南星等化痰止咳。

【常用量】6～15克。

【自配汤方】龙脷叶杏仁瘦肉汤，化痰止咳。

## 166. 吴茱萸

味辛、苦，性热。入肝、胃、脾、肾经。

【功　用】降逆止呕，散寒止痛，温中下气，逐风邪，除湿痹。用于肝虚头痛，寒湿脚气，脏寒经行腹痛，脘腹胀痛，呕吐吞酸，肾虚五更泄泻。主风、寒、湿之邪犯脾胃，致脏寒腹痛。配伍川连、细辛、山萸肉、柴胡、刺蒺藜可止头痛。

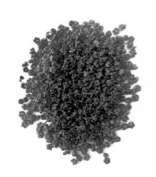

【常用量】1 ～ 3 克。

【名　方】吴茱萸汤加减。

## 167. 檀香

味辛，性温。入肺、脾、胃经。

【功　用】行气止痛，解郁利胸膈，除痰祛滞，理上焦气郁。主心痛，肾气腹痛，散结除冷。配伍砂仁、陈皮、台乌、甘松等芳香理气，行气止痛。

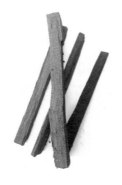

【常用量】2 ～ 5 克。

【名　方】八味檀香散加减。

### 168. 重楼 (又名七叶一枝花)

味苦，性微寒，有小毒。入肝经。

【功　用】清热解毒，祛
瘀散结，消瘤去积，止咳平喘，
息风定惊。治蛇虫咬伤，咽喉
肿痛，痔瘘疮疖，凉肝止痉。
配伍白芷、蛇舌草、半枝莲、
决明子等对毒蛇咬伤有效。

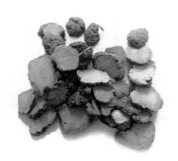

【常用量】3～9克。

【名　方】扶正抗癌汤加减。

### 169. 人参叶

味苦、甘，性寒。入肺、胃经。

【功　用】清热生津，补
气益肺。可用于气虚咳嗽、暑
热烦躁、津伤口渴头目不清、
四肢倦乏等病症。肝肺郁热配
伍桔梗、陈皮、乌梅、大海子
等可生津开音。

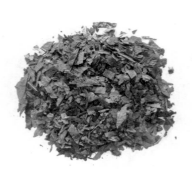

【常用量】3～9克。

【名　方】补真汤加减。

## 170. 海螵蛸 (墨鱼骨)

味咸、涩，性温。入脾、肾经。

【功　用】止血止带，止
遗涩精，制酸止痛，收湿生
肌。主惊气入腹，环脐周腹
痛，或女人崩漏下血。配伍茜
草、鲍鱼干、枸杞子、肉苁
蓉可治房事太过，气竭肝伤，
背痛喘咳。

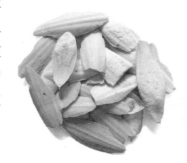

【常用量】5 ～ 9 克。

【名　方】乌贝散加减。

## 171. 芡实

味甘、涩，性平。入脾、肾经。

【功　用】健脾止泻，固
肾涩精。主湿痹，腰脊膝痛，
补中益精气，强志，聪耳目。
配伍扁豆、杞子、淮山药、茯
苓、莲肉等可健脾益胃。

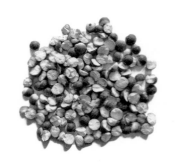

【常用量】9 ～ 15 克。

【名　方】水陆二仙丹加减。

## 172. 百合

味甘、微苦，性微寒。入心，肺经。

【功　用】润肺止咳，清心安神，利二便，除浮肿，疗虚痞，退寒热，定惊悸，止涕泪。治通身疼痛，除三焦之热，疗百合证。配伍车前子、桑白皮、获苓皮、猪苓、大腹皮治浮肿有良效。

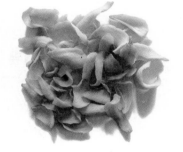

【常用量】6 ～ 12 克。

【名　方】百合固金汤加减。

## 173. 党参 (熟党参)

味甘，性微温。入肺、脾经。

【功　用】补中益气，健脾胃。适用于气短、心悸、体倦乏力、食少便溏等症。还可治疗脱肛，胃下垂，津伤口渴，脾胃虚弱，气虚下陷，气血瘀滞；安精神，定魂魄。配伍吴茱萸、白术、五倍子治脾虚久泻不止。

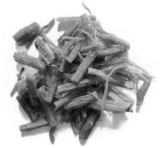

【常用量】5 ～ 15 克。

【名　方】四君子汤加减。

## 174. 茯苓

味甘、淡，性平。入心、肺、脾、肾经。

【功　用】利水祛湿，健脾补中，宁心安神。主胸胁逆气，忧虑，惊邪，恐悸，心下结痛，寒热烦满，咳逆，口焦舌干，利小便，止消渴，除淋沥，去胸膈痰水，开胸理气，养血补气。配伍川椒、茯苓皮、车前子治水肿尿涩效果较好。

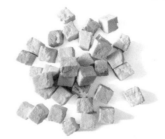

【常用量】9～15克。

【名　方】参苓白术散加减。

## 175. 山豆根

味苦，性寒，有毒。入肺、胃经。

【功　用】清热解毒，祛湿止痛，利咽喉痛，散结消瘤。治实火牙疼，对宫颈炎、口腔溃疡、痔疮肿痛疗效较好，对恶性肿瘤有一定抑制作用。配伍桑叶、玄参、射干、桔梗、白蔹对实热型咽喉肿痛有良效。

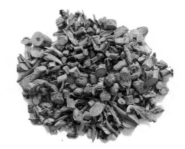

【常用量】3～6克。

【名　方】山豆根方加减。

### 176. 矮地茶（平地木，千年矮，不出林，紫金牛）
味辛，性微寒。入肺经。

【功　用】止咳化痰，利湿
退黄，顺气平喘，活血化瘀。
可用于多种热性咳嗽，治肺炎、
急性支气管炎扩张、结核性胸
膜炎、肺结核等病症。配伍天
冬、枇杷叶、功劳叶、紫河车
对结核咳嗽效果好。

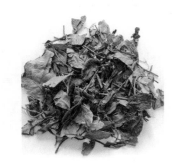

【常用量】5 ～ 15 克。

【名　方】抗痨丸加减。

### 177. 木棉花
味甘，性凉。入大肠经。

【功　用】清热利湿，清肺
化痰，止泄泻下痢，清大肠湿
热止腹痛。配伍槐花、金银花、
菊花、夏枯草、茵陈蒿作五花
茶用以清热解毒，消暑祛湿。

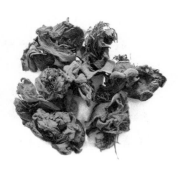

【常用量】6 ～ 9 克。

【名　方】五花茶加减。

## 178. 射干

味苦，性寒。入肺经。

【功　　用】清热解毒，行气
化痰，清利咽喉，降气止咳，
散结气，祛心脾间老血，散胸
膈间热气。配伍菖蒲、生地、
连翘、牛蒡子、桔梗、苦杖、
木棉花等治风热咽喉痛有良效。

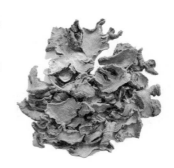

【常用量】3～9克。

【名　　方】射干麻黄汤加减。

## 179. 川芎

味辛，性温。入肝、胆、脾、心包经。

【功　　用】温经止痛，行
气活血，疏肝祛瘀，祛风止痛，
补气养血。主头风头痛，寒痹
痉挛，面上游风，脏寒气郁腹
胁痛。配伍白芷、当归、鸡蛋
止痛经。

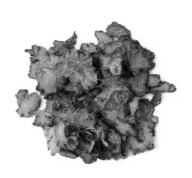

【常用量】3～9克。

【名　　方】川芎茶调散加减。

## 180. 当归

味甘、辛，性微温。入心、肝、脾经。

【功　用】有补血调经、活血化瘀、润肠便通等功效。

可用于血虚萎黄、眩晕心悸、月
经不调、经闭痛经、虚寒腹痛、
肠燥便秘、风湿痹痛等病症。配
伍黄芪补血。使用注意：本品辛
香走窜，腹内热气不宜用。

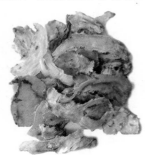

【常用量】6 ～ 12 克。

【名　方】黄芪建中汤加减。

## 181. 肉豆蔻

味辛，性温。入脾、胃、大肠经。

【功　用】温中行气，健
胃止痛，收敛止泻，芳香化
湿，祛寒止呕，消食除胀。
配伍吴茱萸、五味子、补骨
脂、藿香、槟榔等止五更泄
泻腹痛。

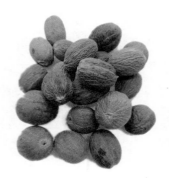

【常用量】3 ～ 9 克。

【名　方】四神丸加减。

## 182. 五味子

味酸、甘，性温。入肺、心、肾经。

【功　用】敛肺止咳，涩精
敛汗，涩肠止泻，安神助眠，止
自汗多或盗汗，补不足，强阴，
益男子精。配伍葛根、沙参、白
扁豆解酒毒。

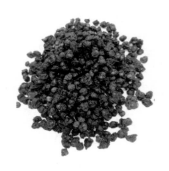

【常用量】3～9克。

【名　方】生脉散加减。

## 183. 玉竹

味甘，性微寒。入肺、胃经。

【功　用】有养阴润燥、生津
止渴等功效。可用于肺胃阴伤、燥
热咳嗽、咽干口渴、内热消渴等症。
久服去面黑气，女子颜色润泽，轻
身不老。配伍黄精、桑椹子、菟丝子、
杞子、夜交藤养颜耐老。使用注意：
中寒痰湿内盛者忌用。

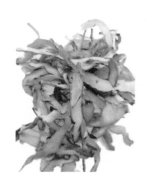

【常用量】6～12克。

【名　方】葳蕤汤加减。

## 184. 仙茅

味辛，性热，有小毒。入肾经。

【功　用】有温肾壮阳、祛寒除湿等功效。可用于腰脚风冷挛痹不能行，丈夫虚劳，益阳道，久服通神强记，助筋骨，益肌力，长精神，明目。配伍杜仲、巴戟、羊藿叶、熟地、白芍可补肾益精。使用注意：本品辛热性猛，肾火炽热者不宜用。

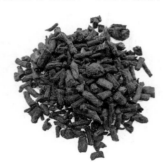

【常用量】3 ～ 10 克。

【名　方】芪补汤加减。

## 185. 瓦楞子 (瓦弄子)

味甘、咸，性平。入肺、胃、肝经。

【功　用】用于胃酸过多，具有制酸止痛，活血消痰，软坚散积作用；煅后醋制用于气滞血瘀及痰积引起的癥瘕痞块，常与三棱、莪术、桃仁、红花等同用。

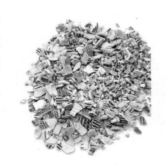

【常用量】9 ～ 15 克。

【名　方】汝言化痰丸加减。

## 186.西洋参

味甘、微苦，性凉。入心、肺、肾经。

【功　用】有益气生津、养阴清热等功效。主咳嗽痰血，虚热不退，内热消渴。与阿胶同用用于肺阴虚咳嗽咯血，肺萎失音。配伍石斛、白芍、白薇、麦冬等治阴虚内热，久热不退有良效。

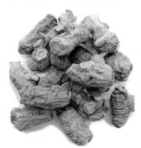

【常用量】3 ～ 6 克。

【名　方】复脉汤加减。

## 187.黄精

味甘，性平。入脾、肺、肾经。

【功　用】有补脾益精、润肺、润肠通便、养阴补肾等功效。用于病后虚损、精血不足、阴虚劳咳、消渴等症。还有降压，抑菌治癣等作用。配伍山药、党参、黄芪、当归、阿胶、杞子等可养阴补血。使用注意：本品易助湿邪，脾虚有湿，胃纳欠佳者不宜用。

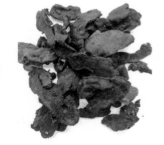

【常用量】9 ～ 15 克。

【名　方】黄精赞育胶囊汤加减。

## 188. 茅根 (白茅根)

味甘，性寒。入肺、胃、膀胱经。

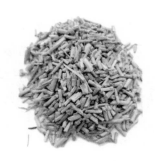

【功　用】有凉血止血、清
热利尿等功效。主虚劳，除瘀
血，治肠胃湿热，消渴，血热淋
沥,妇人崩中。配伍麦冬、生地、
杞子、桑椹子、阿胶等治虚劳内
热有良效。

【常用量】5 ～ 15 克。鲜品 30 ～ 60 克。

【名　方】十灰散加减。

## 189. 佛手

味辛、苦、酸，性温。入肝、脾、胃、肺经。

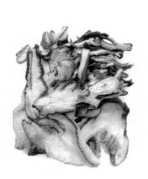

【功　用】行气止痛，理气化
痰，和胃健脾，疏肝解郁，止咳平
喘。治气结胸痛，怒气伤肝之胁肋
胀痛，肝气犯胃之胃痛、腹痛。配
伍柴胡、郁金、丹参治肝气郁结胸
胁闷痛神效，号称治肝"四剑客"。

【常用量】3 ～ 10 克。

【名　方】软肝要方加减。

## 190. 地鳖虫 （土鳖虫）

味咸，性寒。入肝经。

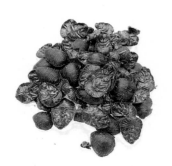

【功　用】活血化瘀，通络
止痛，破血消癥，疗伤接骨，除
积聚，消癥瘕，破血闭经痛，通
经令妇人易孕。配伍续断、苏木、
当归、自然铜、生芪、大黄治跌
打损伤神效。

【常用量】3 ～ 9 克。

【名　方】下瘀血汤加减。

## 191. 薤白

味辛、苦，性温。入肺、胃、大肠经。

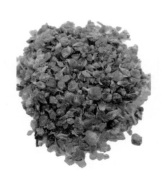

【功　用】行气止痛，除痰
化积，通阳散结，下气导滞，止
胸痹心痛，治胃寒气滞之脘腹痞
满胀痛，除寒湿阻滞之里急后
重。配伍枳实、黄柏、苍术、败
酱草治大肠泻痢有良效。

【常用量】5 ～ 9 克。

【名　方】瓜蒌薤白白酒汤加减。

## 192. 丁香

味辛，性温。入肺、胃、肾、脾经。

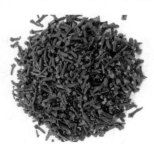

【功　用】有温中降逆、补肾助阳等功效。可用治肚腹壅塞胀满，风毒浮肿，齿疳之风寒蛀牙痛。治反胃关格，气噎不通，丁香、木香、陈皮各等分水煎，食前服。

【常用量】1～3克。

【名　方】丁蔻理中丸加减。

## 193. 女贞子

味甘、微苦，性凉。入肝、肾经。

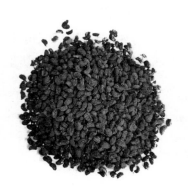

【功　用】滋阴养血，补益肝肾，益气健脾，祛斑美颜，安五脏，养精神。配伍杞子、沙苑子、菟丝子、熟地、桑椹子、菊花、白芍滋补肝肾，对肝肾阴虚之头晕眼花、腰酸腿疼、耳鸣滑精有效。

【常用量】6～12克。

【名　方】二至丸加减。

## 194. 神曲 (又名六曲，建曲，药曲)

味甘、辛，性温。入脾、胃经。

【功　用】化痰止呕，消
食和胃，解表祛湿，除胀满，
消积滞，止腹痛。配伍山楂、
麦芽、莱菔子、鸡内金、草果
消食化积有良效。

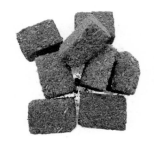

【常用量】6 ～ 15 克。

【名　方】保和丸加减。

## 195. 布渣叶

味甘、淡，性微寒。入脾、胃经。

【功　用】清热解毒，清
肝利胆，消积除滞，解表退黄。
配伍田基黄、火炭母、茵陈蒿、
溪黄草清热利湿退黄。

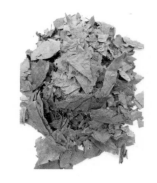

【常用量】5 ～ 15 克。

【名　方】广东凉茶加减。

## 196. 鸡内金

味甘、涩，性平。入脾、胃、小肠、膀胱经。

【功　用】消食化积，健脾胃，止遗尿，化石通淋，除热止烦，通小便，利膀胱，治泻痢、小便次数多，小儿厌食症。配伍台乌、益智仁、桑螵蛸、巴戟治肾虚小便多、滑精或白带多有良效。

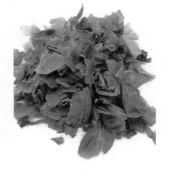

【常用量】3～9克。

【名　方】鸡内金丸加减。

## 197. 谷芽 <sub></sub>(稻芽)

味甘，性温。入脾、胃经。

【功　用】消食健胃，温中化积，缩小便，收自汗，为健脾温中之圣药。配伍白术、党参、茯苓、砂仁、鸡内金治脾胃虚弱，食欲减退有良效。

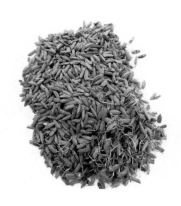

【常用量】5～15克。

【名　方】谷神丸加减。

### 198. 沙苑子 <small>（又名沙苑蒺藜）</small>

味甘，性温。入肝、肾经。

【功　用】有补益肝肾、益精明目、固精壮阳、化痰止咳、除烦下气等功效。可用于肾虚腰痛、遗精早泄、白浊带下、小便余沥、眩晕目昏等病症。配伍覆盆子、山萸肉、五味子、鱼胶、菟丝子、羊藿叶治肾虚滑精，小便多有良效。

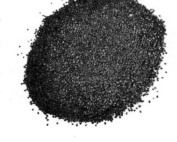

【常用量】9～15克。

【名　方】金锁固精丸加减。

### 199. 琥珀

味甘，性平。入心、肝、胆、膀胱经。

【功　用】镇惊安神，活血祛瘀，安五脏，治失眠，止惊风，治癫痫，通经破癥积，消肿止痛，收敛生肌，利尿通淋，祛结石。配伍全虫、川足、钩藤、胆南星、白芍止惊风，治癫痫。

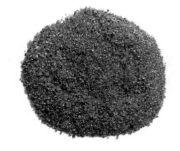

【常用量】3～9克。

【名　方】琥珀散加减。

## 200. 血竭

味甘、咸，性平。入心、肝经。

【功　用】活血化瘀，止血定痛，敛疮生肌，祛瘀消肿。
治疗跌打损伤，内伤瘀痛，外伤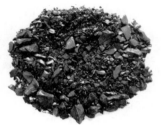
出血，瘰疬，伤口久溃难愈。配
伍乳香没药研粉冲服，祛瘀止血
止痛。

【常用量】1 ～ 2 克冲服。

【名　方】活瘀四物汤加减。

## 201. 白鲜皮

味苦，性寒。入脾、胃、大肠经。

【功　用】有清热燥湿、祛风解毒等功效。可用于湿热
疮毒，黄水淋漓，湿疹，风
疹，疥癣疮癞，以及湿热黄疸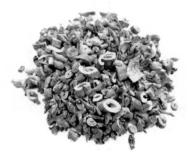
尿赤，风湿热痹。配伍荆芥、
防风、刺蒺藜、虫蜕、苦参、
地肤子、蛇床子、丹皮等治皮
肤痒，荨麻疹有良效。

【常用量】5 ～ 10 克。

【名　方】白鲜皮散加减。

## 202. 鱼腥草

*味辛，性微寒。入肺经。*

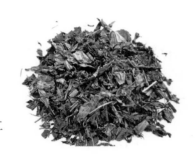

【功　用】有清热解毒、消痈排脓、利尿通淋等功效。可用治肺痈吐脓，痰热喘咳，热痢，热淋，痈肿疮毒等病症。配伍芦根、沙参、川贝、杏仁等对肺热咳嗽有良效。

【常用量】5 ～ 15 克。鲜品用量加倍。

【名　方】通淋方加减。

## 203. 马勃

*味辛，性平。入肺经。*

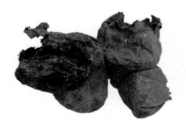

【功　用】清热解毒，凉血止血，清利咽喉，宣肺透热，止咳嗽失音，治久嗽不停。配伍桔梗、玄参、甘草、五味子、麦冬、千层纸等治咽喉肿痛有良效。

【常用量】5 ～ 15 克（袋包煎）。

【名　方】马勃散加减。

## 204. 龙胆草

味苦，性寒。入肝、胆经。

【功　用】清热解毒，泻肝胆实火，祛湿退黄，除时气温热，去三焦湿热，止风火头痛。配伍柴胡、栀子、生地、黄芩、茜草、赤芍、丹皮等治肝胆湿热，咽喉肿痛，耳聋耳痛，阴囊肿痛，湿痒有良效。

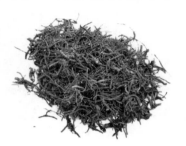

【常用量】5 ～ 15 克。

【名　方】龙胆泻肝汤加减。

## 205. 郁李仁

味辛、甘、苦，性平。入脾、大小肠经。

【功　用】润肠通便，利水消肿，下气降浊，破血润燥。主大腹水肿，四肢浮肿。配伍当归、麻仁、麦冬、生地、桃仁、枳实、肉苁蓉、花粉等治大便秘结有良效。

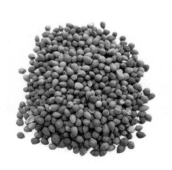

【常用量】3 ～ 9 克。

【名　方】五仁汤加减。

### 206. 佩兰

味辛，性平。入脾、胃、肺经。

【功　用】行气祛湿，解
暑除滞。除痰癖，祛秽恶，杀
蛊毒，散郁结。配伍白豆蔻、
厚朴、藿香、苏叶、枳壳等对
胸闷不食，口臭，口中甜腻欲
呕，舌苔白腻等症有良效。

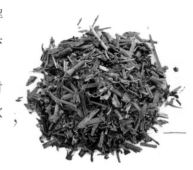

【常用量】3～9克。

【名　方】辛苦香淡汤加减。

### 207. 紫菀

味辛、苦，性温。入肺经。

【功　用】温肺下气，止咳祛痰，泄上炎之火，散郁滞
之气，治虚劳咳血，利小便，
开喉痹，退惊痫。配伍冬花、
贝母、瓜蒌皮、阿胶、人参、
甘草、五味子、苦杏仁治阴虚
咳血或久咳不愈良效。

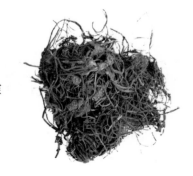

【常用量】5～9克。

【名　方】止嗽散加减。

## 208. 款冬花 (冬花)

味辛、微苦，性温。入肺经。

【功　用】润肺下气，止咳化痰，祛喉痹，疗肺痿。祛寒热邪气，止惊痫、消渴，平喘顺气。配伍紫菀、桑白皮、天冬、麦冬、杏仁、枇杷叶、苏子、白芥子、葶苈子、半夏、浙贝母治各种咳嗽气喘有良效。

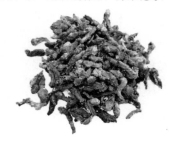

【常用量】5 ～ 9 克。

【名　方】定喘汤加减。

## 209. 田基黄

味甘、苦，性凉。入肺、肝、胃经。

【功　用】有清热解毒、利湿退黄、消肿止痛等功效。可用于湿热黄疸、泄泻、痢疾、肠痈、痈疖肿毒、乳蛾、口疮、目赤肿痛等病症。配伍鸡骨草、丹参、金钱草、夏枯草治疗慢性肝炎，辨证治早期肝硬化有良效。

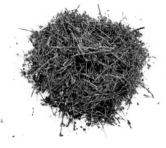

【常用量】5 ～ 15 克。鲜品 30 ～ 60 克。

【名　方】肝康颗粒方加减。

### 210. 鸡骨草

味甘、微苦，性凉。入肝、胃经。

【功　用】清热解毒，疏肝
止痛，利湿退黄，利尿通淋。常
用于湿热黄疸，多与茜草、田基
黄、山枝子、车前草、酢浆草、
溪黄草、绵茵陈等同用，亦可用
于慢性肝炎及早期肝硬化。

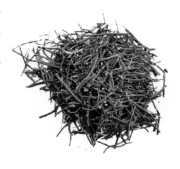

【常用量】5 ～ 15 克。

【名　方】清肝化脂煎加减。

### 211. 广金钱草

味甘、淡，性凉。入肝、膀胱经。

【功　用】有清热除湿、利尿通淋等功效。用于湿热所
致的热淋、尿路结石、小便涩痛、
黄疸等症。配伍通草、车前子、
瞿麦、滑石粉、海金沙、郁金、
鸡内金、沙牛等（虚寒加肉桂，
鹿角霜）治各种结石有良效。

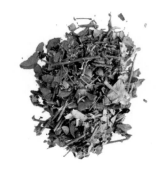

【常用量】5 ～ 15 克。

【名　方】排石汤加减。

## 212. 溪黄草

味苦，性寒。入肝、胆、大肠经。

【功　用】清热利湿，凉血散瘀，疏肝利胆，利尿退黄。急性胆囊炎而有黄疸者，可与田基王、山枝根、茵陈、鸡骨草、车前草、茜草等同用。

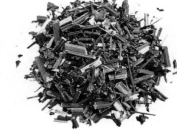

【常用量】5 ～ 15 克。

【名　方】珍溪消肝积汤加减。

## 213. 海金沙

味甘、咸，性寒。入小肠、膀胱经。

【功　用】清热解毒，利尿祛湿，通淋止痛，消结石。配伍大黄、萹蓄、瞿麦、蒲公英、地丁、车前子、金钱草对小便涩痛之淋证（包括热淋，砂淋，血淋）皆有良效。

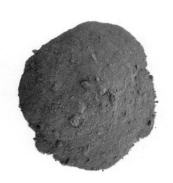

【常用量】6 ～ 15 克。

【名　方】海金沙散加减。

### 214. 瞿麦

味苦，性寒。入心、小肠经。

【功　用】清利湿热，利尿通淋，破血通经。治淋证小便涩痛配伍芦根、茜草根、生地、萹蓄、车前子。破血通经常与益母草，丹参，桃仁，红花，赤芍，水蛭等同用。

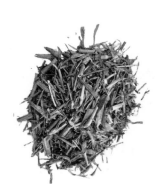

【常用量】9～15克。

【名　方】瞿麦萹蓄方加减。

### 215. 猪笼草

味甘、淡，性凉。入肺、肝经。

【功　用】有润肺止咳、清热利湿排石、解毒消肿等功效。可用于肺燥咯血、感冒咳嗽、百日咳、黄疸、痢疾、尿路结石等病症。配伍矮地茶、百部、紫河车等治肺结核有效。

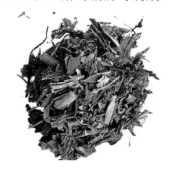

【常用量】5～15克。鲜品30～60克。

【名　方】清热凉茶加减。

## 216. 梨干

*味甘，性微寒。入肺、胃、大肠经。*

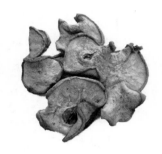

【功　用】生津润肺，消痰止咳，降火除热，消热盛痈疽。配伍沙参、川贝、麦冬等可润肺止咳。

【常用量】5～15克。

【名　方】桑杏汤加减。

## 217. 藁本

*味辛，性温。入膀胱经。*

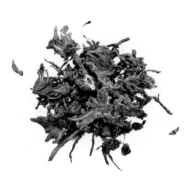

【功　用】有祛风、散寒、除湿、止痛等功效。治风湿痹痛，疗巅顶头痛，治妇人阴肿阴痛或阴中隐痛。配伍柴胡、郁金、青皮、香附、茜草、羌活、白芷治气郁巅顶头痛良效。

【常用量】3～9克。

【名　方】藁本细辛散加减。

## 218. 旋覆花

味辛、苦，性微温。入肺、脾、胃、大肠经。

【功　用】有降气化痰、行水止呕、软坚散结等功效。对痰饮，呕吐，噫气，眩晕，鼓胀，乳岩有效。配伍柿蒂、炒麦芽对呃逆有良效。有"诸花皆升旋覆独降"之称。

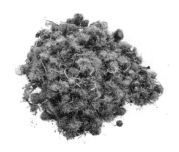

【常用量】3～9克。

【名　方】旋覆代赭汤加减。

## 219. 谷精草

味辛、甘，性平。入肝、肺经。

【功　用】有清肝利胆、疏散风热、明目退翳、祛瘀止血等功效。可用治喉痹，齿风痛，及诸疮疥。配伍木贼、菊花、夏枯草、决明子、柴胡、刺蒺藜、茜草、当归、虫蜕、石决明等治眼底充血或眼球血瘀全红效果如神。

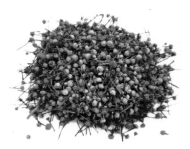

【常用量】3～9克。

【名　方】谷精草汤加减。

## 220. 鬼箭羽

味苦、辛，性寒。入肝、脾经。

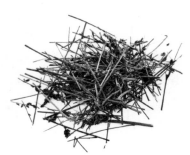

【功　用】清热利湿，调经止痛，破血通经，解毒消肿，治虫积腹痛，尿路感染之小便疼痛。配伍桃仁、赤芍、丹皮、丹参、生地、川芎、当归、白芷等治痛经有良效。

【常用量】4～9克。

【名　方】鬼箭羽汤加减。

## 221. 秦皮 (秦树皮)

味苦、涩，性寒。入肝、胆、大肠经。

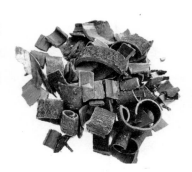

【功　用】清热燥湿，收涩止痢，清肝明目，治目赤肿痛。配伍白头翁、黄连、黄柏治湿热下痢有效。

【常用量】6～12克。

【名　方】秦皮汤加减。

## 222. 竹茹

味甘，性微寒。入肺、胃经。

【功　用】清热解毒，化痰止呕，利尿通淋，清肺止咳，消风止痒。用于惊悸失眠，中风痰迷，舌强不语，妊娠恶阻，胃热呕吐，血热出血，吐血，妇人血热崩漏。配伍陈皮、半夏、桔梗、瓜蒌皮、贝母等可化痰止咳。

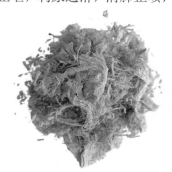

【常用量】3 ～ 9 克。

【名　方】橘皮竹茹汤加减。

## 223. 密蒙花

味甘，性微寒。入肝经。

【功　用】清热养肝，活血祛瘀，明目退翳。可用于眼目畏光，羞明多泪。配伍木贼、菊花、石决明、羌活、杞子等治视物昏花。

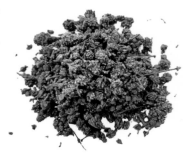

【常用量】3 ～ 9 克。

【名　方】密蒙花丸加减。

## 224. 浮萍

*味辛，性寒。入肺经。*

【功　用】有宣散风热、透疹、利尿等功效。可用于风
疹、汗斑、粉刺、荨麻疹，以及
水肿尿少等病症。配伍薏米、黄
柏、苦参、生地、地骨皮、白鲜
皮等治疗风疹湿痒疗效较好。

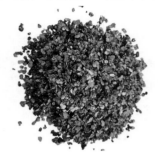

【常用量】3～9克。

【名　方】浮萍丸加减。

## 225. 胡椒

*味辛，性热。入胃、大肠经。*

【功　用】温中散寒，疏
通经络，暖胃健脾，祛湿利
尿，止胃寒呕吐。治脘腹冷
痛，小儿慢惊风。配伍肉桂、
丁香、炮姜、草果等治小儿脾
胃虚寒，肌瘦便溏，食少神
疲，时时惊搐者。

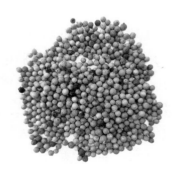

【常用量】1～3克。

【名　方】逐寒荡惊汤加减。

## 226. 千年健

味苦、辛，性温。入肝、肾经。

【功　用】有祛风湿、健
筋骨、活血止痛等功效。可用
于治疗风湿骨痛，四肢麻木，
腰膝冷痛。配伍羌活、桂枝、
防风、秦艽、杜仲治疗风湿骨
痛有效。

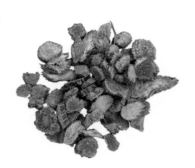

【常用量】3 ～ 9 克。

【名　方】舒筋活络饮加减。

## 227. 牛大力

味甘，性平，入肾、肺经。

【功　用】补脾润肺，舒
筋活络，强筋健骨，润肠通
便。配伍千斤拔、五指毛桃
对筋骨痹痛有效。

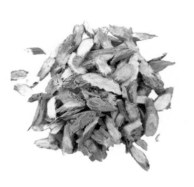

【常用量】10 ～ 15 克。

【名　方】牛大力汤（自
拟方）。

## 228. 五指毛桃 (又名五爪龙)

味甘，性平。入肺、脾、肝经。

【功　用】补脾益气，祛痰平
喘，健脾化湿，舒筋活络，行气
补肺。民间用以代黄芪（北芪）
使用，故有"南芪"之称，有止咳、
祛痰、平喘作用。可单独使用。

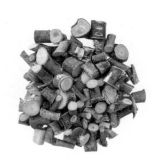

【常用量】5 ～ 15 克。

【名　方】五指毛桃牛大力汤。

## 229. 五倍子 (文蛤)

味酸、涩，性寒。入肺、肾、大肠经。

【功　用】有敛肺止咳、涩
肠止泻、清肺解毒、收湿敛疮
等功效。可用于肺虚久咳、肺
热咳嗽、久泻久痢、盗汗、消渴、
便血痔血、外伤出血、痈肿疮
毒、皮肤湿烂等病症。配伍生
芪、防风、麻黄根、白术等止汗。

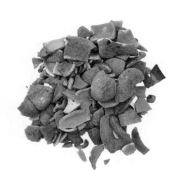

【常用量】3 ～ 9 克。

【名　方】五倍子散加减。

## 230. 升麻

味辛、微甘，性微寒。入肺、脾、胃、大肠经。

【功　用】有发表透疹、
升举阳气、清热解毒等功效。
用于头痛，齿痛，口疮，咽
喉痛，脱肛，子宫脱垂。配
伍生芪、柴胡、葛根、人参、
当归有升补元气作用。

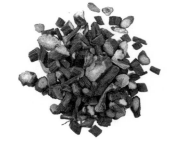

【常用量】3～9克。

【名　方】升麻葛根汤加减。

## 231. 石韦

味甘、苦，性微寒。入肺、膀胱经。

【功　用】有利尿通淋、清肺止咳、凉血止血等功效。
可用于血淋、热淋、石淋，肺
热喘咳，吐血，衄血，尿血，
小便涩痛，淋沥不通。配伍海
金沙、金钱草、芦根、车前草
治小便淋沥涩痛有良效。

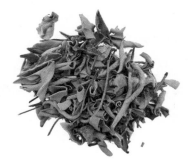

【常用量】6～12克。

【名　方】石韦散加减。

## 232. 白头翁

味苦，性寒。入胃、大肠经。

【功　用】清热解毒，燥
湿止泻，凉血止痢，杀虫止痒，
镇定止惊，抑菌杀毒。配伍生
地、黄连、黄柏、陈皮等清热
解毒，止腹痛腹泻。

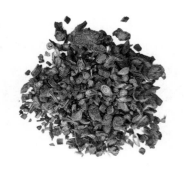

【常用量】9 ～ 15 克。

【名　方】白头翁汤加减。

## 233. 扁豆

味甘，性平。入脾、胃经。

【功　用】有健脾和中、
消暑化湿等功效。可用治暑湿
吐泻，脾虚呕逆，食少久泄，
水停消渴，赤白带下，小儿疳
积等病症。配伍沙参、薏米、
淮山药等健脾祛湿。

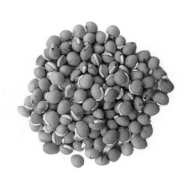

【常用量】10 ～ 20 克。

【名　方】扁豆汤加减。

## 234. 昆布

*味咸，性寒。入肝、胃、肾经。*

【功　用】有软坚散结、消痰、利水等功效。可用治水肿瘿瘤，瘰疬睾丸肿痛，痰饮咳嗽，为甲状腺肿大常用药。配伍海藻、夏枯草、赤芍、丹皮等可软坚散结。

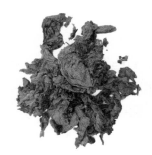

【常用量】6 ～ 12 克。

【名　方】昆布丸加减。

## 235. 海藻

*味苦、咸，性寒。入肝、胃、肾经。*

【功　用】有软坚散结、消瘿瘤、结核、消痰、利水等功效。可用治瘿瘤、瘰疬、睾丸肿痛、膀胱疝气、痰饮水肿、乳房结节等。配伍龙骨、牡蛎、昆布、枳壳、青皮等有散结消积作用。

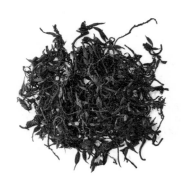

【常用量】6 ～ 12 克。

【名　方】海藻汤加减。

## 236. 萹蓄

味苦，性微寒。入膀胱经。

【功　用】清热祛湿，杀
虫止痒，利尿通淋，退黄消
积，止肛痒阴痒，可用于疥瘙
疳痔。配伍茵陈、山枝子、车
前子、虎杖等可利湿退黄。

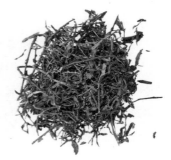

【常用量】9 ～ 15 克。

【名　方】加味八正散加减。

## 237. 蜈蚣 (川足)

味辛，性温。入肝经。

【功　用】有息风镇痉、
攻毒散结、通络止痛等功效。
对中风，惊风，疮痈肿毒，破
伤风有效。治疗瘰疬，结核，
无名肿毒，风湿痹痛配伍生
芪、白芷、全虫、当归、羌活、
独活有良效。

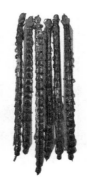

【常用量】3 ～ 5 克（2 ～ 3 条）。

【名　方】蜈蚣散加减。

## 238. 何首乌

*味甘、苦、涩，性温。入肝、心、肾经。*

【功　用】补益气血，涩
精止遗，制首乌具有补益肝
肾、健筋乌发作用。生用有
解疮毒，通大便作用。配伍
肉苁蓉、杜仲、杞子、当归、
茯苓等可补肾润肠。

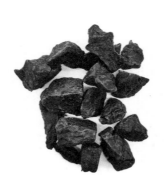

【常用量】6 ～ 12 克。

【名　方】何首乌散加减。

## 239. 地肤子

*味辛、苦，性寒。入肾、膀胱经。*

【功　用】有清热解毒、
利尿通淋、祛湿止痒等功效。
治疗血热皮肤瘙痒，阴痒，湿
热带多，小便不利等。配伍苦
参、黄柏、萹蓄、蛇床子、虫
蜕、乌蛇祛风止痒。

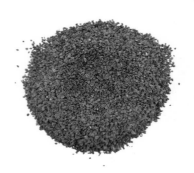

【常用量】9 ～ 15 克。

【名　方】宣阳汤加减。

## 240. 石菖蒲

味辛、苦，性温。入心、胃经。

【功　用】有开窍豁痰、
醒神益智、化湿开胃等功效。
可用于湿滞，中风，四肢麻痹，
耳聋，癫痫，泻痢等。配伍琥
珀、龙骨、茯神、远志、党参
等可安神定志，开窍醒脑。

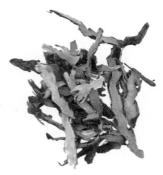

【常用量】3 ～ 10 克。

【名　方】安神定志丸加减。

## 241. 小蓟

味甘、苦，性凉。入心、肝经。

【功　用】凉血止血，活血
化瘀，消肿止痛，清热泻火。
治疗吐血，崩漏，血淋，痔疮
出血等病症。配伍蒲黄、生地、
地榆、车前草止尿血。

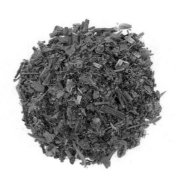

【常用量】5 ～ 12 克。

【名　方】小蓟饮子加减。

## 242. 大青叶

味苦，性寒。入心、胃经。

【功　用】清热解毒，凉血祛湿，祛瘀消斑，清利咽喉，消肿止痛。治疗大头瘟疫，痄腮，咽喉肿痛有效。配伍牛蒡子、玄参、生地、黄芩、黄连、知母等对痄腮有效。

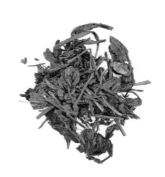

【常用量】5 ～ 15克。

【名　方】开金锁大青叶汤加减。

## 243. 穿心莲

味苦，性寒。入肺、心、大肠、膀胱经。

【功　用】有清热解毒、凉血、消肿等功效。可用于治疗肺痈，肺结核，胸膜炎，风热感冒，热毒疮疡疖肿，毒蛇咬伤。配伍陈皮、十大功劳、牛大力、紫河车治疗肺结核。

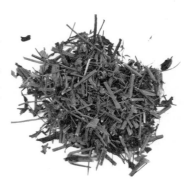

【常用量】6 ～ 9克。

【名　方】健肺丸加减。

## 244. 大血藤

味苦，性平。入大肠、肝经。

【功　用】有清热解毒、活血、祛风等功效。可用于肠痛腹痛、经闭痛经、风湿痹痛、跌扑肿痛等症。配伍芦根、虎杖、金银花、赤芍、丹皮对肺脓肿疗效较好。

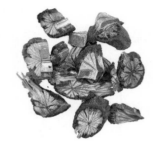

【常用量】5～15克。

【名　方】大血藤汤加减。

## 245. 徐长卿 (又名寮刁竹)

味辛，性温。入肝、胃经。

【功　用】有祛风通络、祛湿止痒、解毒消肿、行气止痛、祛痰止咳等功效。可用于风湿痹痛、胃痛胀满、牙痛、腰痛，跌扑损伤、荨麻疹、湿疹等病症。配伍细辛、淡竹叶、骨碎补、露蜂房、生地等止牙痛。

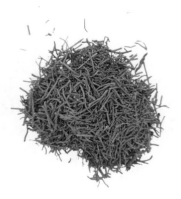

【常用量】3～12克。

【名　方】徐长卿汤加减。

### 246. 刘寄奴

味苦，性温。入心、脾经。

【功　用】有通经活络、祛瘀止痛、止血消肿消食化积等功效。常用于经闭、产后瘀滞腹痛、恶露不尽、癥瘕、跌打损伤、金疮出血、风湿痹痛、便血、尿血等病症。配伍桃仁、红花、赤芍、归尾、牛膝、川芎、熟地对血瘀经闭有效。

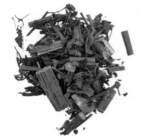

【常用量】3 ～ 10 克。

【名　方】刘寄奴汤加减。

### 247. 藏红花

味甘，性寒。入心、肝经。

【功　用】有活血化瘀、散郁开结等功效。可用于治疗血瘀经痛，肝胆瘀阻黄疸、忧郁痞闷、惊悸发狂、跌扑肿痛等病症。单用少量冲开水饮或配伍行气活血药川芎、当归、香附、陈皮活血化瘀作用更强。

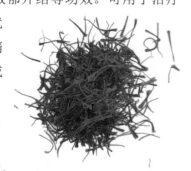

【常用量】1 ～ 5 克。

【名　方】妇科散瘀丸加减。

## 248. 猫爪草

味辛、甘，性温。入肺、肝经。

【功　用】散结消肿。治疗
淋巴结核，瘰疬瘿瘤，各种肺
和乳房结节。配伍夏枯草、桃
仁、水蛭、生芪、当归、白芷
散结节痰核。

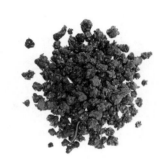

【常用量】10 ～ 30 克。

【名　方】猫爪草汤加减。

## 249. 火麻仁

味甘，性平。入脾、胃、大肠经。

【功　用】润肠通便，生
津润燥，滋养补虚，活血通
淋。治老人虚人便秘，对虚
劳，伤阴，月经不调，恶露
不绝，淋证有效。配伍麦冬、
天冬、花粉、熟地、枳实等润
肠通便效果好。

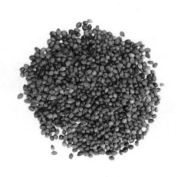

【常用量】9 ～ 15 克。

【名　方】麦冬麻仁汤加减。

## 250. 糯稻根

味甘，性平。入心、肝经。

【功　用】有固表止汗、
益胃生津等功效。治疗自汗，
盗汗，口渴，小便白浊如泔。
配伍黄芪、浮小麦、地骨皮、
五倍子治虚汗、盗汗有良效。

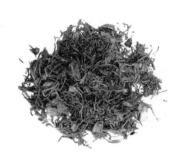

【常用量】10 ～ 30 克。

【名　方】清热固表汤加减。

## 251. 预知子

味苦，性寒。入肝、胆、胃、膀胱经。

【功　用】清热解毒，杀
虫治蛊，疏肝理气。治痃癖气
块，天行温疫，精神恍惚，忧
愁善感，夜多异梦，蛇虫咬伤，
利小便。配伍石菖蒲、柏子仁、
远志、夜交藤、黄精、龙骨、
牡蛎安神定志。

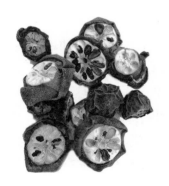

【常用量】3 ～ 9 克。

【名　方】预知子丸加减。

## 252. 无名异

味甘、咸，性平。入肝、肾经。

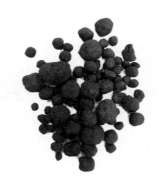

【功　用】祛瘀止血，消肿止痛，活血通经，生肌敛疮，治跌打损伤。配伍乳香、没药、续断、骨碎补、冬瓜仁、白酒煮服续筋接骨有良效。

【常用量】6～10 克。

【名　方】无名异散加减。

## 253. 青葙子

味苦，性微寒。入肝经。

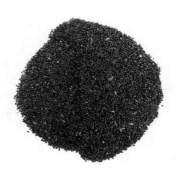

【功　用】有清肝明目、止咳平喘、清热降压等功效。配伍密蒙花、决明子、菊花、酸枣仁、茯苓、熟党、白芍、扁豆等治眼目昏花，视物昏花有效。

【常用量】3～9 克。

【名　方】石斛夜光丸加减。

## 254. 红景天

味甘、苦，性平。入肺、心、脾经。

【功　用】活血祛瘀，通脉平喘，益气养血。治疗胸痹心痛，中风偏瘫，倦怠气喘，气血瘀滞。配伍生芪、丹参、麦冬、生地养阴降压。

【常用量】3～9克。

【名　方】益气舒心汤加减。

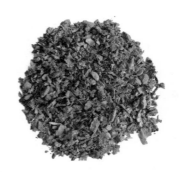

## 255. 续断 <sub>(川断)</sub>

味苦、辛，性微温。入肝、肾经。

【功　用】补肝肾，强筋骨，安胎，止崩漏，治疮痈，疗折跌，续筋骨，止痛生肌，久服益气力。配伍阿胶、熟地、杜仲、五味子、黄芪、山萸肉、杞子、人参可止漏崩中。

【常用量】9～15克。

【名　方】艾附暖宫丸加减。

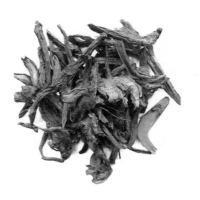

## 256. 牵牛子 (又名丑牛)

味苦，性寒。入肺、肾、大肠经。

【功　用】有泻水通便、消痰涤饮、杀虫攻积等功效。
治疗腹胀肢肿，肝硬化腹水，
可与生芪、茜草、柴胡、夏枯
草、丹参、茯苓、三棱、莪术、
当归、泽泻、大黄、甘遂等同用。

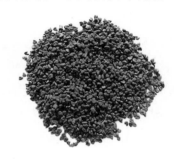

【常用量】3 ～ 6 克。

【名　方】牵牛散加减。

## 257. 白花蛇舌草

味微苦，性寒。入胃、大肠、小肠经。

【功　用】有清热解毒、
利湿通淋等功效。急性盆腔炎
属炎症热症者，可配伍虎杖、
穿心莲、蒲公英、地丁等药；
慢性盆腔炎虚实夹杂者，可与
丹参、穿破石、两面针、五爪
龙、知母等药同用。

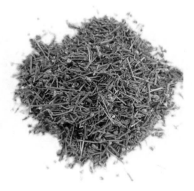

【常用量】5 ～ 15 克。

【名　方】解毒化瘀汤加减。

## 258. 柏子仁

味甘，性平，入心、肾、大肠经。

【功　用】养心安神，止
汗，润肠通便，安五脏，益气，
除湿痹。配伍酸枣仁、远志、
夜交藤、熟地、麦冬、灯心草、
胆南星等治疗心悸、怔忡、失
眠有良效。

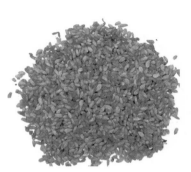

【常用量】3～9克。

【名　方】柏子养心丸加减。

## 259. 石决明

味咸，性微寒。入肝经。

【功　用】平肝潜阳，清肝明目祛翳，除骨蒸劳热，镇
静安神，久服益精。治青盲障
翳，目赤肿痛，视物模糊。配
伍草决明、菊花、木贼、虫蜕、
谷精草、熟地、当归等治目疾
有良效。

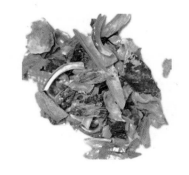

【常用量】6～20克。

【名　方】石决明散加减。

## 260. 蒲公英

味苦、甘，性寒。入肝、胃经。

【功　用】清热解毒，消炎止痛，利尿通淋，消痈散结。多用治乳痈（乳腺炎），兼有散滞通乳作用（能疏通乳房阻塞之乳腺管），配伍紫花地丁治乳痈有良效。本品配合大蓟、马齿苋、白芷、五灵脂、徐长卿、商陆治各种毒蛇咬伤，尤其对蝮蛇咬伤有良效。

【常用量】10 ～ 15 克。

【名　方】复方蒲公英汤加减。

## 261. 紫花地丁 (地丁)

味苦、辛，性寒。入心、肝经。

【功　用】清热解毒，凉血消肿。用于疔疮肿毒，痈疽发背，丹毒，毒蛇咬伤。配伍蒲公英、生地、赤芍、丹皮、浮萍等治疗热毒身痒有效。

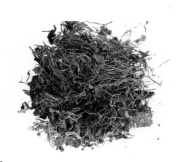

【常用量】10 ～ 15 克。

【名　方】紫花地丁散加减。

## 262. 虎杖 (苦杖)

味苦，性寒。入肺、肝、胆经。

【功　用】有祛风利湿、
散瘀定痛、止咳化痰等功效。
本品为民间治毒蛇咬伤常用
药，故有"蛇总管"之称。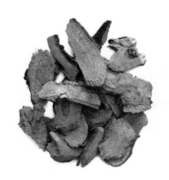
治大叶性肺炎、新生儿黄疸，
传染性黄疸型肝炎、可单用
或配茵陈蒿、丹参、鸡骨草，
疗效较佳。治肝硬化腹水、肝
昏迷，可与茜草根、山豆根同用。治下焦湿热之白带，阴痒，
如妇女盆腔炎、念珠菌或滴虫或其他细菌引起的阴道炎等，
可用本品内服。

【常用量】9 ～ 15 克。

【名　方】桑枝虎杖汤加减。

## 263. 防己

味苦，性寒。入肺、膀胱经。

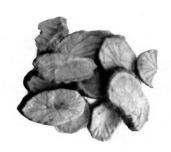

【功　用】有利水消肿、祛风止痛等功效。治湿热脚气，腹满水肿，配伍茯苓皮、泽泻、花椒、葶苈子、大黄、厚朴等效果好。

【常用量】3～9克。

【名　方】己椒苈黄丸加减。

## 264. 天竺黄 (竹黄)

味甘，性寒。入心、肝经。

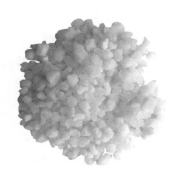

【功　用】清热豁痰，凉心定惊。用于热病神昏，中风痰迷，小儿痰热惊悸、抽搐、夜啼。配伍瓜蒌、川贝、胆南星、半夏、桔梗、麦冬等化痰止咳。研粉外用止痒，收敛生肌有良效。

【常用量】3～9克。

【名　方】天竺黄汤加减。

## 265. 黑芝麻 (又名胡麻仁)

味甘，性平。入肝、肾、大肠经。

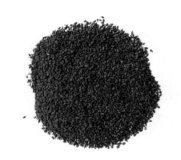

【功　用】补肝肾，益精血，润肠燥。治疗阴虚头痛头晕，配伍天麻、钩藤、龙骨、熟地、山萸肉、白芍等滋养肝肾、养血安神。

【常用量】9 ～ 15 克。

【名　方】清燥救肺汤加减。

## 266. 赤小豆

味甘、酸，性平。入心、小肠经。

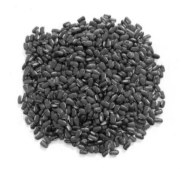

【功　用】利水消肿，解毒排脓。用于脚气肢肿，痈肿疮毒，水肿胀满，湿痹黄疸等。配伍猪苓、泽泻、大腹皮、桑白皮祛湿利水。

【常用量】9 ～ 30 克。

【名　方】赤小豆汤加减。

## 267. 蒲黄

味甘，性平。入肝、心包经。

【功　用】活血化瘀，通淋止痛，止血消肿。用于经闭腹痛，跌打损伤疼痛，外伤出血，脘腹刺痛，各种吐血、咯血、衄血或尿淋涩痛。配伍五灵脂、元胡、姜黄、川芎、当归、白芷、香附等行气止痛。

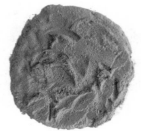

【常用量】5～9克。

【名　方】失笑散加减。

## 268. 麝香

味辛，性温。入心、脾经。

【功　用】有活血散瘀、开窍醒神、消肿止痛等功效。用于热病神昏，中风痰厥，中恶昏迷，胸痹心痛，痈肿瘰疬，咽喉肿痛。配伍人参、附子、龙骨、山萸肉、麻黄、桂枝、黄芪、当归、白术具有回阳救逆的作用。

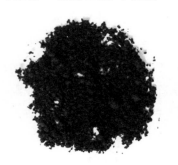

【常用量】0.03～0.1克。

【名　方】破格救心汤加减。

## 269. 海蛤壳

味苦、咸，性平。入肺、肾经。

【功　用】有清热化痰、软坚散结等功效。用于痰火结核、瘰疬、瘿瘤等症。主各种痰（老痰、湿痰、顽痰、郁痰），疝气，白浊，白带，散瘿核肿毒、痰积血块。配伍海藻、夏枯草、猫爪草散瘿瘤效果较好。

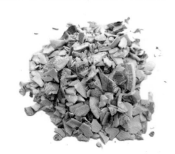

【常用量】6 ～ 12 克。

【名　方】海蛤壳散加减。

## 270. 甘遂

味苦，性寒，有小毒。入肺、肾、大肠经。

【功　用】泻水逐饮，消肿散结，祛湿利尿。为峻下逐水之要药，可用于臌胀，悬饮，留饮，结胸，便秘，肿满。配伍芫花、大黄、大腹皮、泽泻、大枣攻下逐水。

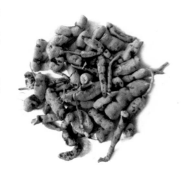

【常用量】1 ～ 3 克。

【名　方】甘遂丸加减。

## 271. 芫花

味辛、苦，性寒，有小毒。入肺、脾、肾经。

【功　用】攻逐水饮，利水消肿，解毒杀虫，祛痰散结。
为峻下逐水之品，治疗臌胀，
悬饮，痰饮水肿，疮疡等。配
伍甘遂、大戟、大黄、木香、
青皮、砂仁等攻逐利水，消水
臌胀有良效。

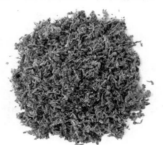

【常用量】1～3克。

【名　方】舟车神佑丸加减。

## 272. 大戟

味苦，性寒，有小毒。入肺、脾、肾经。

【功　用】泻湿利水，除痰逐饮，消肿散结。用于腹胀
水肿，胸胁积水，痰饮积聚，
气逆咳喘，二便不利，痈肿疮
毒，瘰疬痰核等病症。配伍甘
遂、白芥子、猪苓、泽泻消胸
胁积水良效。

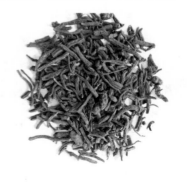

【常用量】3～9克。

【名　方】控涎丹加减。

## 273. 巴豆

味辛，性热，有毒。入胃、大肠经。

【功　用】攻积祛寒，泻下逐水，利湿祛痰，解毒蚀疮，去脏腑停寒痼冷，破癥瘕积聚。常用于寒实积滞，冷积便秘，水饮寒积结胸，水蛊腹胀，喉闭，阴疽等病症。

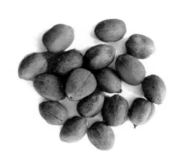

【常用量】1 ～ 3 克，多入丸散用。

【名　方】三物备急丸加减。

## 274. 素馨花

味苦，性平。入肝经。

【功　用】疏肝解郁，行气止痛，清热散结，缓解口腔炎。配伍茵陈蒿、夏枯草、淡竹叶、麦冬养阴清肝，清热散结作用更好。

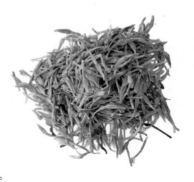

【常用量】3 ～ 10 克。

【名　方】素馨花茶加减。

## 275. 虻虫

味苦，性凉，有毒。入肝、脾经。

【功　用】破血逐瘀，通利
血脉，除积聚，散胸腹五脏瘀
结，治女子月水不通。配伍熟
地、桃仁、红花、水蛭治疗血
瘀经闭痛经，少腹痛有良效。

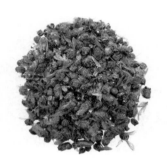

【常用量】3 ～ 9 克。

【名　方】地黄通经丸加减。

## 276. 代赭石

味苦，性寒。入肝、心包经。

【功　用】平肝潜阳，
降逆止呕，重镇安神，止血。
除五脏血脉中热，疗血痹，
血瘀，惊气入腹，阴痿不起，
女子崩中漏下、带下等。配
伍白芍、竹茹、生姜治血热
吐衄有良效。

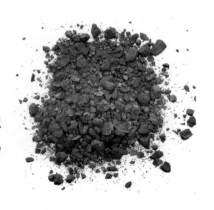

【常用量】5 ～ 15 克。

【名　方】代赭石汤加减。

## 277. 槟榔

味苦、辛，性温。入胃、大肠经。

【功　用】健脾燥湿，行
气利水，泻下导滞，杀虫消积，
截疟祛痰。治疗脚气肿痛配伍
生姜、藿香、苏叶、陈皮、蕲
艾效果好。

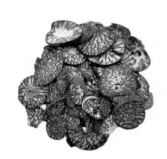

【常用量】3～10克。

【名　方】四磨汤加减。

## 278. 珍珠

味甘、咸，性寒。入心、肝经。

【功　用】镇惊安神，清
热养阴，平肝息风，去翳明目，
解毒生肌。用于惊风抽搐，癫
痫，怔忡，眩晕，烦热消渴，
喉痹口疮，目生翳障，伤口不
敛。配伍川贝、半夏化痰止咳
有良效。

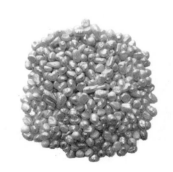

【常用量】0.1～0.3克。

【名　方】八宝丹加减。

## 279. 白矾

*味酸、涩，性凉，有毒。入肺、脾、胃、大肠经。*

【功　用】涩肠止泻，祛风除痰，燥湿止痒，杀虫，止血。常用于久泻不止，便血，崩中漏下，癫痫发狂。外用于湿疹，疥癣，脱肛，痔瘘，聤耳流脓，阴痒带下等。

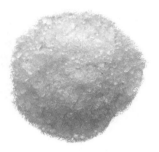

【常用量】3 ～ 5 克。

【名　方】消补兼施汤加减。

## 280. 石上柏

*味甘、微苦、微涩，性凉。入肺、肝经。*

【功　用】清热解毒，凉血止血，润肺止咳，消肿利湿，疏风止痛，散结抗癌。用于肺热咳嗽，风湿痹痛，咽喉肿痛，湿热黄疸，咳血便血，各种癌肿疼痛。配伍桃仁、水蛭、猫爪草、夏枯草、黄芪等消瘀散结效果好。

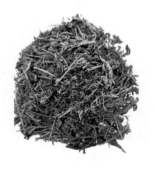

【常用量】10 ～ 30 克。鲜品加倍。

【名　方】益肺消积汤加减。

### 281. 合欢花

味甘，性平。入心、肝经。

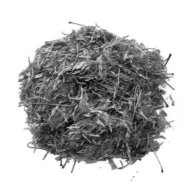

【功　用】安神解郁，养心护胃，疏肝理气，除烦助眠，祛翳明目。用于夜眠不安，虚烦易怒，健忘忧郁，神经衰弱，食欲减退，视物模糊不清等。配伍远志、夜交藤、柏子仁、枣仁、郁金等有解郁安神良效。

【常用量】3～9克。

【名　方】和中大顺汤加减。

### 282. 桂圆肉

味甘，性温。入心、脾经。

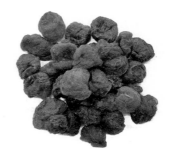

【功　用】补心安神，养血益脾，安志强魂。配伍远志、天冬、茯神、五味子、浮小麦、丹参等安神好眠。

【常用量】10～15克。

【名　方】归脾汤加减。

## 283. 露蜂房

味甘，性平。入肝、肺经。

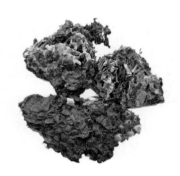

【功　用】祛风，攻毒，杀虫。治风痰麻痹,惊痫抽搐,攻坚积,消壅滞。常用于乳痈，瘰疬，齿痛，湿疹，癣疥，恶疽等证。

【常用量】3～9克。

【名　方】蜂房膏加减。

## 284. 硫黄

味酸，性温，有毒。入肾、大肠经。

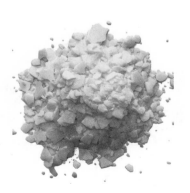

【功　用】补火助阳，治气虚便秘，疗心腹寒气冷积，主妇人阴蚀、疽痔恶血，除头秃，治脚冷疼弱无力。外用解毒杀虫疗疮。配伍半夏、火麻仁、天冬、麦冬、熟地治老人便秘有良效。

【常用量】1～3克。

【名　方】半硫丸加减。

## 285. 葫芦巴

味苦，性温。入肾经。

【功　用】有温肾助阳、祛寒止痛等功效。可用于治疗肾脏虚冷、小腹冷痛、肝虚胁痛、寒湿脚气、阳痿遗精等症。配伍小茴、草果、青皮、吴茱萸、橘核、桃仁治膀胱疝气有良效。

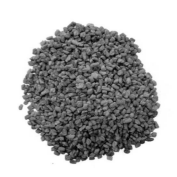

【常用量】3 ～ 9 克。

【名　方】葫芦巴丸加减。

## 286. 火炭母

味辛、苦、微酸，性凉。入胃、大肠、膀胱经。

【功　用】清热解毒，祛湿消滞，化痰止咳，杀虫止痒，明目退翳，外用治皮疹、皮肤湿热疮疹、阴道炎等。

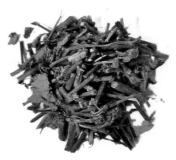

【常用量】9 ～ 15 克。鲜品 30 ～ 60 克。

【名　方】清热祛湿茶加减。

## 287. 硼砂

味甘、咸，性凉。入肺、胃经。

【功　用】清热消痰，解毒防腐，破癥结，除积块，收敛止咳，煅用收湿，治砂淋结石。配伍砂牛、金钱草、车前子、海金沙等治尿路结石有良效。

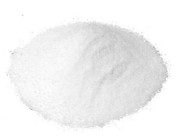

【常用量】1～3克。冲服或作丸、散剂。

【名　方】冰硼散加减。

## 288. 桑枝

味微苦，性平。入肝经。

【功　用】清热解毒，祛风通络，止风湿痹痛，除四肢关节湿热痹痛，治紫白癜风。配伍紫草、水牛角、卷柏、茜草、夏枯草等治风热紫癜有良效。

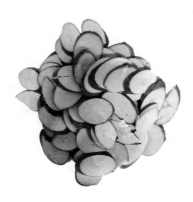

【常用量】9～15克。

【名　方】桑枝煎加减。

## 289. 海桐皮

味苦、辛，性平。入肝、脾、肾经。

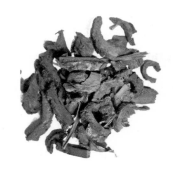

【功　用】祛风除湿，舒
筋通络，杀虫止痒。主风湿
痹痛，肢节拘挛，跌打损伤，
疥癣，湿疹等症。配伍羌活、
独活、川芎、苍术、黄柏、薏
米、牛膝、五加皮等治风湿腰
痛效良。

【常用量】6 ～ 12 克。

【名　方】透骨镇风丸加减。

## 290. 石楠藤

味辛，性微温。入肝、脾经。

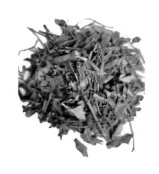

【功　用】祛湿通络，祛
风止痛，强筋健骨。治腰膝无
力，四肢拘挛痹痛。配伍走
马胎、威灵仙、狗脊、牛膝、
杜仲治风湿骨痛有较好疗效。

【常用量】5 ～ 15 克。

【名　方】换骨丹加减。

## 291. 岗梅根

味甘、微苦，性寒。入肺、肝、大肠经。

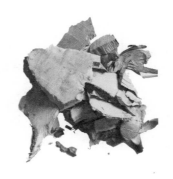

【功　用】清热利咽，消肿止痛，生津止渴。配伍茵陈、夏枯草、大青叶治咽喉肿痛有良效。

【常用量】5～15克。

【名　方】岗梅根民间偏方加减。

## 292. 高良姜

味辛，性热。入脾、胃经。

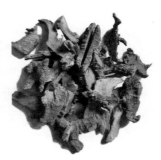

【功　用】温胃散寒，行气止痛，和胃降逆，止胃寒腹痛；去风冷痹弱。配伍生姜、半夏、黑枣、香附等止胃寒腹痛。

【常用量】3～6克。

【名　方】高良姜十味散加减。

## 293. 蚕沙

味甘、辛，性温。入肝、脾、胃经。

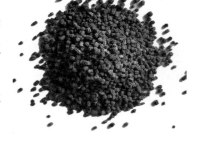

【功　用】祛风湿止痛，除翳明目，化胃肠湿浊，主中气燥热之消渴，疗风痹瘾疹及血瘀之腰脚冷痛。配伍桑枝、秦艽、野木瓜、苍术、黄柏止湿温身疼有良效。

【常用量】5 ～ 15 克。

【名　方】痛风方加减。

## 294. 海风藤

味辛、苦，性微温。入肝经。

【功　用】祛风通络，除湿止痛，祛瘀消肿。配伍络石藤、桂枝、桑枝、五灵脂、蒲黄、玄胡止腰膝疼痛，筋脉拘挛。

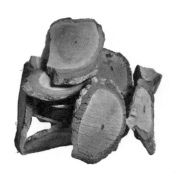

【常用量】6 ～ 12 克。

【名　方】蠲痹汤加减。

## 295. 石榴皮

味酸、涩，性温。入大肠经。

【功　用】涩肠止泻，止
血，杀虫。用于虚寒泻痢，脱
肛,涩肠止泻配伍藿香、黄连、
黄柏、阿胶、干姜等有良效。
石榴根与皮功效相似，但长于
杀虫。

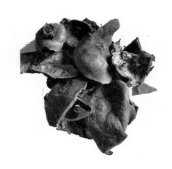

【常用量】3 ～ 9 克。

【名　方】神授散加减。

## 296. 杧果核

味酸、涩，性平。入胃、小肠经。

【功　用】健胃消食，化
痰止咳,杀菌消炎,行气消滞,
除疝止痛。配伍橘核、小茴香、
荔枝核治疝气痛有良效。

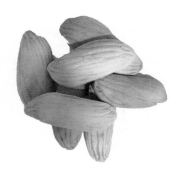

【常用量】5 ～ 15 克（或
1 ～ 2 枚）。

【名　方】前杧汤加减。

## 297. 炮姜

味辛，性热。入脾、胃、肾、心、肺经。

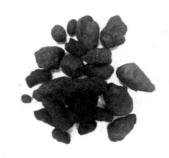

【功　用】温经止血，祛寒温中，健胃止痛，祛湿通络。用于阳虚肢冷，吐衄崩漏，胃寒吐泻，虚寒腹痛。配伍藿香、草果、苍术、大茴、白芷、神曲、半夏、山楂、炒麦芽温胃止痛。

【常用量】3～9克。

【名　方】调经益母丸加减。

## 298. 太子参

味甘、微苦，性平。入肺、脾经。

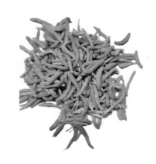

【功　用】健脾益气，生津润肺。配伍麦冬、山楂、麦芽、夏枯草养阴开胃，治小儿食积有良效。

【常用量】5～15克。

【名　方】太子参汤加减。

## 299. 淡豆豉

味苦、辛，性凉。入肺、胃经。

【功　用】解表祛风，除
烦解郁，发汗祛邪，健脾消食，
安神解毒。配伍葱白、生姜治
伤风感冒。

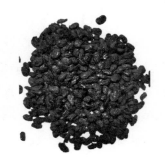

【常用量】6～12克。

【名　方】栀子豉汤加减。

## 300. 草豆蔻

味辛，性温。入脾、胃经。

【功　用】有燥湿健脾、
温胃止呕等功效。配伍良姜、
香附、神曲、半夏、陈皮化痰
健脾效良。

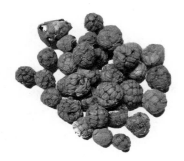

【常用量】3～6克。

【名　方】豆蔻散加减。

## 301. 核桃仁

味甘，性温。入肺、肾、大肠经。

【功　用】补肾益精，强腰壮骨，益气定喘，润肠通便，祛寒止痛。可用于治疗腰膝冷痛、尿频、遗精等。配伍巴戟、菟丝子、益智仁、桑螵蛸等止尿频、遗精有良效。

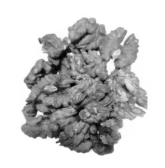

【常用量】6～9克。

【名　方】胡桃丸加减。

## 302. 莲子心

味苦，性寒。入心、肾经。

【功　用】清热泻火，清心安神，化痰除烦，治心火盛之失眠。配伍远志、枣仁、桑椹子、柏子仁、淡竹叶对心火失眠有良效。

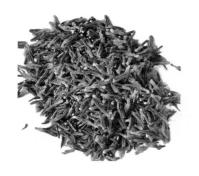

【常用量】2～5克。

【名　方】强心汤加减。

## 303. 鸦胆子

味苦，性寒，有小毒。入大肠、肝经。

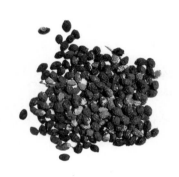

【功　用】清热解毒，截疟，燥湿止痢，便下脓血、红白痢皆治，抗菌消赘疣，单用治疗久痢或疟疾常是 5 ～ 10 粒龙眼肉包裹吞服。

【常用量】1 ～ 5 克。

【名　方】鸦胆丸加减。

## 304. 白果

味甘、苦、涩，性平，有小毒。入肺经。

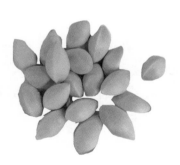

【功　用】化痰止咳，祛湿除浊，敛肺定喘，止带浊，缩小便。配伍紫河车、砂仁、天冬、麦冬、生芪、白术、阿胶治疗肺结核效良。

【常用量】3 ～ 9 克。

【名　方】定喘汤加减。

## 305. 朱砂

味甘，性微寒，有毒。归心经。

【功　用】清心镇惊，安
神解毒，明目祛翳。治疗心悸
易惊，失眠多梦，癫痫发狂，
小儿惊风，视物模糊，咽喉
痹痛，疮疡肿毒。多入丸散服
用，不宜煎服。

【常用量】0.1～0.5克。

【名　方】朱砂安神丸加减。

## 306. 雄黄

味辛，性温，有毒。入肝、大肠经。

【功　用】解毒杀虫，燥
湿祛痰，除疟疾，去死肌，止
惊痫，抗肿瘤。常用于疔疮痈
肿，蛇虫咬伤，惊痫，疟疾。
入丸散用。

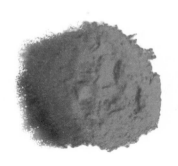

【常用量】0.05～0.1克。
外用适量。

【名　方】雄黄散加减。

## 307. 紫河车

味甘、咸，性温。入心、肺、肾经。

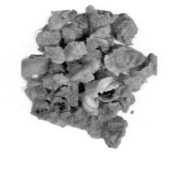

【功　用】大补气血，益精补髓，健脾提气。可用于肺痨喘嗽、虚损盗汗、阴虚潮热、阳痿遗精、不孕少乳等病症。配伍人参、白术、麦冬、天冬、五味子、冬虫夏草等治肺痨咳嗽。

【常用量】3～9克。

【名　方】河车丸加减。

## 308. 花蕊石

味酸、涩，性平。入肝经。

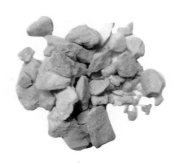

【功　用】有化瘀止血等功效。可用于胞衣不下、瘀血腹痛、内伤咳血、血阻头晕、镇静安神。配伍百草霜止血作用更强。

【常用量】3～9克。

【名　方】花蕊石散加减。

### 309. 鸡冠花

味甘、涩，性凉。入肝、大肠经。

【功　用】收敛止血，祛
湿止带，止崩漏，疗痔瘘，
疏肝行气。配伍茯苓、白术、
芡实、黄柏等祛湿止带。

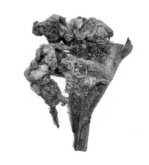

【常用量】6 ～ 12 克。

【名　方】坤灵丸加减。

### 310. 豨莶草

味辛、苦，性寒。入肝、肾经。

【功　用】祛风湿，通经
络，镇静安神，清热化痰，降
压。配伍旱莲草、夜交藤、远
志、龙骨、牡蛎等镇静安神，
对心烦，失眠有效。

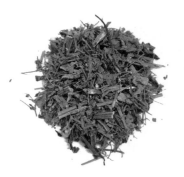

【常用量】9 ～ 12 克。

【名　方】有豨桐丸加减。

## 311. 漏芦

味苦，性寒。入胃经。

【功　用】清热解毒，消肿散结，通经下乳，止遗溺，治痈疽发背、恶疮湿痹、肤痒痔漏。配伍玄参、贝母、连翘、夏枯草、白芷、山豆根、山茨菇、金银花治乳痈、发背、瘰疬有良效。

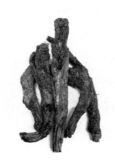

【常用量】5～9克。

【名　方】漏芦汤加减。

## 312. 罗汉果

味甘，性凉。入肺、大肠经。

【功　用】化痰止咳，清热润肺，生津止渴，润肠通便，清热利咽，柔肝护肝。配伍菊花、夏枯草、金银花、茵陈清肝明目，对肝热口苦有良效。

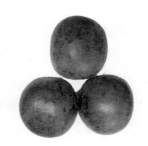

【常用量】9～15克（半个或一个）。

【名　方】罗汉果茶。

## 313. 白花蛇

味甘、咸，性温，有小毒。入肝经。

【功　用】有祛风通络止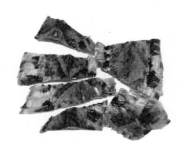
痉等功效。可用于风湿痹痛，
中风口眼歪斜，半身不遂，疥
癣顽痹，瘰疬恶疮。

【常用量】3～6克。研
粉吞服1～1.5克。

【名　方】白花蛇散加减。

## 314. 阿胶

味甘，性平。入肺、肝、肾经。

【功　用】补血滋阴，润
燥、止血。可用于眩晕心悸，
肌萎无力，心烦不眠，肺燥
咳嗽，吐血尿血，便血崩漏，
妊娠胎漏等病症。配伍白及、
仙鹤草对咯血或肺出血有效。

【常用量】3～9克。

【名　方】白胶汤加减。

## 315. 银柴胡

味甘，性微寒。入肝、胃经。

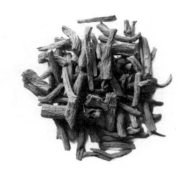

【功　用】除阴虚发热，消骨蒸劳热，除疳。用于虚热盗汗，阴伤内热。配伍秦艽、鳖甲、地骨皮、白薇治虚热有良效。

【常用量】3～9 克。

【名　方】清骨散加减。

## 316. 鹿角胶

味甘、咸，性温。入肝、肾经。

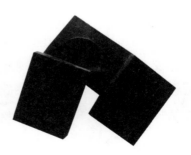

【功　用】补肾壮阳，滋补精血,镇咳止血,强筋健骨。可用阳痿遗精，气怯神疲，畏寒尿频，妇人崩漏带下，宫寒肢冷，伤口久而不愈等。

【常用量】3～6 克。

【名　方】鹿角胶散加减。

### 317. 龟甲胶

味甘、咸，性凉。入肝、肾、心经。

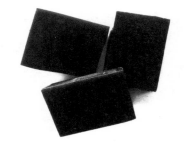

【功　用】滋阴潜阳，补
益气血，滋肾养肝，壮筋健
骨，止血止带，治肾虚滑精。
配伍白芍、枸杞子、熟地、
菟丝子、桑椹子有益精养血
之功。

【常用量】3～9克。

【名　方】益血汤加减。

### 318. 青礞石

味甘、咸，性平。入肺、心、肝经。

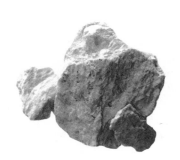

【功　用】化痰消积，镇
静安神，坠痰下气，定惊止
悸，除宿食癖积，治顽痰胶
结咯唾难出者。配伍天竺黄、
半夏、陈皮、枳壳、花粉、黄
芩化痰止咳。

【常用量】3～9克。

【名　方】礞石滚痰丸加减。

## 319. 自然铜

味辛，性平。入肝经。

【功　用】具有续筋接骨、
散瘀止痛等功效。可用于跌仆
损伤，破积聚，疗骨折。配伍
续断、生地、乳香、没药、土
鳖虫、桃仁、红花、生芪、当
归、大黄治跌仆损伤，断筋折
骨皆效。

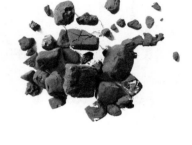

【常用量】3～9克。

【名　方】活血接骨散加减。

## 320. 青黛

味咸，性寒。入肝经。

【功　用】清热解毒，凉
血止血，定惊。内服用于热毒
发斑，咯血。外用于腮腺炎，
口疮，皮肤湿疹，疮疡肿痛等。

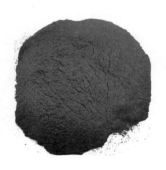

【常用量】1～3克（冲
服）。外用适量。

【名　方】青黛散加减。

## 321. 大蒜

味辛，性温。入胃、大肠经。

【功　用】消肿解毒，杀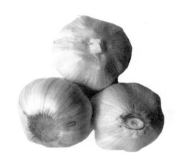
虫，止痢。用于痈肿疮疡，皮
肤疥癣，虚劳咳嗽，泄泻痢
疾。民间治脚抽筋用大蒜搓脚
底以热为主即解。

【常用量】5～15克。

【名　方】过气丸加减。

## 322. 藕节

味甘、涩，性平。入肝、肺、胃经。

【功　用】活血祛瘀，收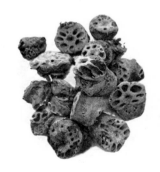
敛止血，止鼻衄，解酒毒，退
热渴。治咳吐血不止配伍棕榈
炭、地榆炭、仙鹤草、生地、
鹿衔草等有良效。

【常用量】5～15克。

【名　方】双荷散加减。

## 323. 松节

味苦，性温。入肝、肾经。

【功　用】祛风燥湿，舒
筋通络，活血止痛。可用于湿
寒风痹，脚痹痿软，跌打伤痛。
配伍千斤拔、五爪龙、巴戟、
淫羊藿等补肾壮阳，舒筋活络
功效更强。

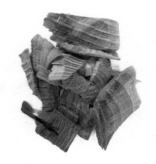

【常用量】5 ～ 15 克。

【名　方】松节散加减。

## 324. 青果

味甘、酸，性平。入肺、胃经。

【功　用】生津止渴，解
毒利咽，消肿止痛，解鱼蟹中
毒。青果磨汁疗手抓破瘢痕有
良效。

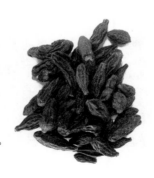

【常用量】3 ～ 9 克。

【名　方】青果止嗽丸加减。

### 325. 青风藤

味辛、苦，性平。入肝、脾经。

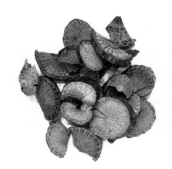

【功　用】祛风通络，祛湿除痹，利尿消肿，舒筋健骨，活络止痛。配伍黄芪、白术、野木瓜、茯苓、姜黄祛湿止痛效果更好。

【常用量】6～12克。

【名　方】风藤散加减。

### 326. 两面针 (入地金牛)

味辛、苦，性平，有小毒。入肝、胃经。

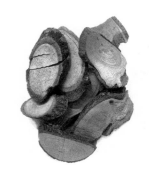

【功　用】具有活血化瘀、行气止痛、祛风通络、解毒消肿等功效。配伍九里香、钩藤、川芎、茉莉花根、威灵仙、狗脊麻醉止痛效果好。

【常用量】5～10克。

【名　方】解痉散瘀汤加减。

## 327. 赤石脂

味甘、酸、涩，性温。入胃、大肠经。

【功　用】养心益气，涩
肠止泻，明目益精。主崩中漏
下，痈疽痔疮，痢疾红白，下
焦虚寒，脱肛重坠。配伍生芪、
阿胶、侧柏叶、地榆炭、茜草
炭治便血或久痢脓血有良效。

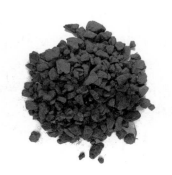

【常用量】3 ～ 12 克。

【名　方】赤石脂汤加减。

## 328. 人参 (红参)

味甘、微苦，性平。入肺、心、脾经。

【功　用】大补元气，益
气生津，安神定魄，补五脏，
止惊悸，开心益智，通脉活血，
疗胃中寒冷，止心腹气痛，止
消渴，调中，强心救脱。阳虚
气脱配伍附子可回阳固脱。

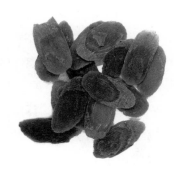

【常用量】3 ～ 9 克。

【名　方】固元汤加减。

## 329. 丝瓜络

味甘，性寒。入肺、胃、肝经。

【功　用】化痰止咳，通络止痛，舒筋活络。主胸胁疼痛，筋络酸痛，关节屈伸不利，风湿痹痛。配伍桑寄生、忍冬藤、薏米、苍术、黄柏、羌活等除湿通络止痛效果更佳。

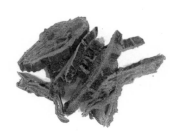

【常用量】5～15克。

【名　方】丝瓜络汤加减。

## 330. 乌梢蛇

味甘，性平。入肝经。

【功　用】祛风通络，定惊安神，除湿止痹，祛湿止痒。疗风湿痹痛，骨节疼痛，中风口眼㖞斜，半身不遂，破伤风，麻风，疥癣。配伍白鲜皮、土槿皮、苍术、黄柏、苦参消疹祛风止痒。

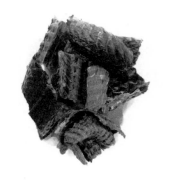

【常用量】6～12克。

【名　方】乌梢蛇散加减。

## 331. 天仙子

味辛、苦，性温，有大毒。入心、胃、肝经。

【功　用】平喘止咳，镇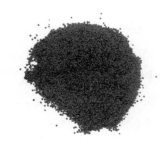
定安神，解痉止痛。对癫狂、
风痹厥痛、喘咳、胃痛、久
痢、脱肛、痈肿、恶疮等有治
疗作用。

【常用量】0.06～0.6克。

【名　方】当归没药丸加减。

## 332. 土槿皮 (土荆皮)

味辛，性温，有毒。入肺、脾经。

【功　用】杀虫，止痒，疗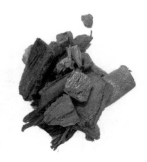
癣。可用于手脚癣，神经性皮
炎，湿疹，癞痢头。以外用为
主，外用适量，醋或酒浸涂擦，
或研粉调涂患处。

【名　方】神效癣药加减。

### 333. 芦荟

味苦，性寒。入肝、胃、大肠经。

【功　用】清热解毒，泻下通便，清肝泻火，杀虫疗疳。对热结便秘，惊痫抽搐，小儿疳积，疮疡疥癣有效。配伍龙胆草、栀子、大黄、枳实、青黛、麦冬等清热泻火通便效果较好。

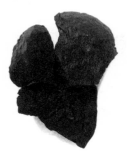

【常用量】3 ～ 9 克。

【名　方】当归龙荟丸加减。

### 334. 千里光

味苦，性寒。入肺、肝经。

【功　用】清热解毒,清肝明目,利湿消肿。对感冒发热，湿疹疮毒，目赤肿痛，痈疽肿痛，泄泻痢疾，皮肤瘙痒有效。配伍土茯苓、柴胡、苦参、叶下珠、紫花地丁等治疗阴道滴虫之阴道炎效果较好。

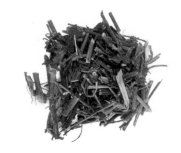

【常用量】5 ～ 15 克。

【名　方】千里光散加减。

## 335. 海马

味甘，性温。入肝、肾经。

【功　用】温肾壮阳，散
结消肿，止咳平喘，破癥消积。
疗跌打损伤，阳痿，遗尿，肾
虚咳喘，痈肿疮毒。配伍生芪、
杜仲、巴戟、菟丝子、杞子补
肾效果更好。

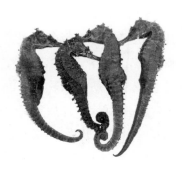

【常用量】3～9克。

【名　方】海马巴戟丸加减。

## 336. 橘核

味苦，性平。入肝、肾经。

【功　用】理气散结，行
气止痛。用于气郁胸痛，疝气
疼痛，睾丸肿痛，乳痈乳核胀
痛。配伍荔枝核、小茴香、青
皮、川楝子、香附、郁金行气
止痛效良。

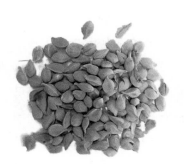

【常用量】3～9克。

【名　方】五核汤加减。

### 337. 鹿茸

味甘、咸，性温。入肝、肾经。

【功　用】补肾壮阳，补益精血，强筋健骨，调理冲任，
托疮祛毒。用于肾阳不足，精
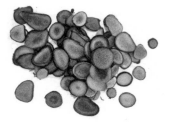
血亏虚，阳痿滑精，宫冷不孕，
腰脊冷痛，筋骨痿软，崩漏带
下，阴疽不敛，神疲虚劳，头
晕耳鸣，畏寒肢冷，虚羸瘦弱。

【常用量】1～3克。研粉冲服。

【名　方】鹿茸汤加减。

### 338. 荷叶

味苦，性平。入肝、脾、胃经。

【功　用】清暑祛湿，升发
清阳，凉血止血，化痰止咳，
去瘀止血，除烦止渴，降血脂，
降血压，利尿。配伍苏叶、枇
杷叶、桑叶组成"四叶汤"清
肺化痰，治风热感冒效果好。
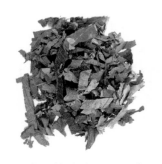

【常用量】3～9克。鲜品15～30克。荷叶炭3～6克。

【名　方】荷叶汤加减。

## 339. 荔枝核

味甘、微苦，性温。入肝、肾经。

【功　用】行气散结，祛寒止痛，疏肝理气，消积除胀，
祛湿消肿，对寒疝腹痛、睾丸
肿痛、宫寒痛经、气郁血瘀腹
痛有良效。配伍大、小茴香，
青皮，木香，香附治小儿疝气
良效。

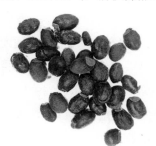

【常用量】3～9克。

【名　方】荔核散加减。

## 340. 忍冬藤 (银花藤)

味甘，性寒。入肺、胃经。

【功　用】清热解毒，祛湿止痛，疏风通络，舒筋除痹，
清热消肿。疗痈疽疮疡，关节
红肿热痛，湿热血痢，风湿骨
痛。配伍秦艽、羌活、独活、
威灵仙、狗脊、桑寄生、止风
湿骨痛。

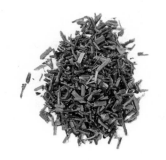

【常用量】9～30克。

【名　方】丹栀饮加减。

### 341. 槐角

味苦，性寒。入肝、大肠经。

【功　用】清热解毒，除痰降火，凉血止血，消肿止痛。疗痔瘘疮疖，肠热便血，肝热头痛，眩晕，目赤，胃热口臭。配伍苍术、黄柏、赤芍、丹皮、生地、薏苡仁清大肠湿热良效。

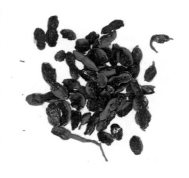

【常用量】6～9克。

【名　方】槐角丸加减。

### 342. 胡黄连

味苦，性寒。入肝、胃、大肠经。

【功　用】清湿热退虚火，除疳积利大肠，善消夜热早凉之虚热，退黄疸，疗尿赤阴痛。配伍龟板、鳖甲、白薇、秦艽退虚热效果更强。

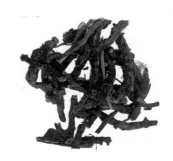

【常用量】3～9克。

【名　方】胡黄连汤加减。

### 343. 两头尖

味辛，性热，有小毒。入脾经。

【功　用】祛风除湿，消
肿止痛，除痈消疮，疏通经络，
除关节痹痛，抗癌止痛。用于
寒性湿痹、四肢关节冷痛、痈
肿疼痛等症。

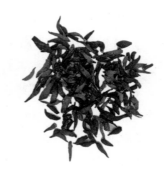

【常用量】3～6克。

【名　方】飞虎散加减。

### 344. 莲房 (莲蓬，莲托)

味苦、涩，性凉。入肝经。

【功　用】清热凉血，化
瘀止血，清心养神。用于崩漏
尿血，痔疮出血，恶露不尽，
胎热心烦。配伍茜草炭、地榆
炭、枳壳、生地黄治疗痔疮出
血效果好。

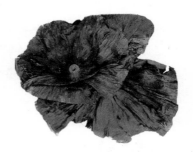

【常用量】3～9克。

【名　方】崩漏丸加减。

### 345. 茺蔚子

味辛、苦，性微寒。入心包、肝经。

【功　用】活血调经，清肝明目，利水消肿。用于月经不调，痛经，经闭，头晕胀痛等。配伍猪苓、泽泻、茯苓皮、玉米须祛湿利水消肿作用强。

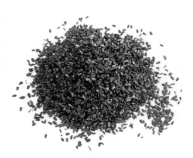

【常用量】3～9克。

【名　方】茺蔚子散加减。

### 346. 合欢皮

味甘，性平。入心、肺、肝经。

【功　用】疏肝解郁，助眠安神，活血消肿，除惊止悸。用于心神不安，忧郁失眠，肺痈疮肿，跌打损伤等。配伍白蔹、骨碎补、生芪、续断对跌打损伤有效。

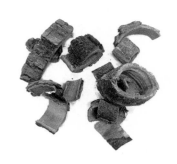

【常用量】6～12克。

【名　方】止鼾汤加减。

## 347. 鹅不食草

味辛，性温。入肺、肝经。

【功　用】发散风寒，通
鼻塞开窍，化痰止咳，退翳
膜，祛风散瘀止痛，疗疟疾。
用于咳嗽痰多，鼻塞不通，鼻
渊流涕。

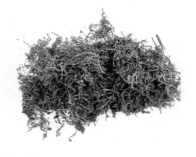

【常用量】6～9克。

【名　方】鹅不食草麝香方加减。

## 348. 茯苓皮

味甘、淡，性平。入肺、大肠经。

【功　用】具有利水祛湿、
健脾消肿、化痰消饮等功效。
可用于水湿停滞所致的小便不
利，泄泻，水肿，痰饮咳嗽等。
配伍猪苓、泽泻、芦根、金钱
草、山栀子根祛湿利水退黄。

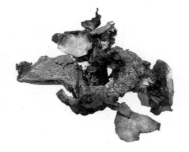

【常用量】5～15克。

【名　方】五皮饮加减。

### 349. 血余炭

味苦，性平。入肝、胃经。

【功　用】具有止血化瘀
等功效。可用于崩漏，咳血，
便血，尿血等各种出血证。配
伍棕榈炭、茜根炭增强止血
作用。

【常用量】3～9克。

【名　方】血余归母汤加减。

### 350. 珍珠母

味咸，性寒。入肝、心经。

【功　用】具有平肝潜阳、安神定惊、清肝明目等功效。
可用于惊悸失眠，头痛眩晕，
肝风目赤，翳障昏花，虚风
手麻，四肢痹痛。配伍天麻、
钩藤、龙齿、牡蛎、夜交藤、
远志、山萸肉对惊悸、失眠有
良效。

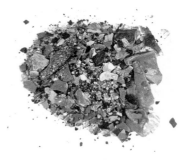

【常用量】5～15克。

【名　方】安宫降压丸加减。

## 351. 蟾酥

味甘、辛，性温，有毒。入心、胃经。

【功　用】通络止痛，开窍醒神，解毒消肿，抗癌。用
于痈疽疔疮，麻木痹痛，咽
喉肿痛，中暑昏迷，猝然昏
迷，气郁神昏，腹痛吐泻。

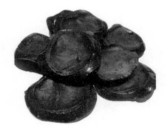

【常用量】0.01～0.05
克，多入丸散用。外用适量。

【名　方】六神丸加减。

## 352. 野菊花

味苦、辛，性微寒。入肝、心经。

【功　用】清热解毒，清
肝利胆，明目退翳，泻火平肝。
用于热毒疮肿，目赤肿痛，头
痛眩晕，肤痒湿疹，口苦牙痛
等。配伍蒲公英、地丁、生地、
赤芍、丹皮治皮肤痒，疮疡肿
毒有良效。

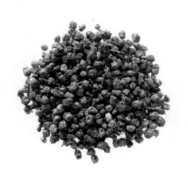

【常用量】5～15克。

【名　方】扶危散加减。

### 353. 伸筋草

味辛、微苦，性温。入肝、脾、肾经。

【功　用】除湿消肿，祛风除寒，舒筋活络，通络止痛。
治疗关节肿痛，屈伸不利，肢
体麻痹。配伍秦艽、鸡血藤、
五指毛桃、牛大力强筋健骨，
治风湿骨痛良效。

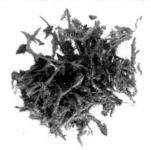

【常用量】3 ～ 12 克。

【名　方】养血疏风汤加减。

### 354. 马齿苋

味酸，性寒。入肝、大肠经。

【功　用】清热解毒，凉血止血，止热毒下痢。治疗湿
热痒疹，泄泻下痢，崩中漏下，
便血痔血，痈肿疮毒。配伍旱
莲草、地榆、火炭母、血余炭
对崩漏或子宫出血有良效。

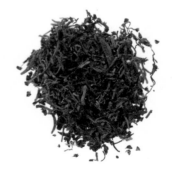

【常用量】9 ～ 15 克。鲜
品 30 ～ 60 克。外用适量到捣
敷患处

【名　方】马齿苋汤加减。

## 355. 断血流

味微苦、涩，性凉。入肝经。

【功　用】收敛止血。用
于崩漏，便血，鼻血，牙龈出
血，损伤出血等各种血证。配
伍田七、生地、白及、白茅根
止血效果好。

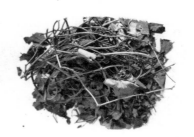

【常用量】6～15克。

【名　方】断血流汤加减。

## 356. 化橘红

味辛、苦，性温。入肺、脾经。

【功　用】理气宽中，行
气健脾，平喘止咳，燥湿化痰，
消积解酒，和胃止呕。用于虚
寒咳嗽，寒湿痰多，呕恶痞闷。
配伍茯苓、枳壳、半夏、瓜蒌
皮、炙甘草、冬瓜仁化痰止咳
效果好。

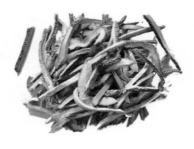

【常用量】3～9克。

【名　方】橘红汤加减。

## 357. 蛤蚧

味咸，性平。入肺、肾经。

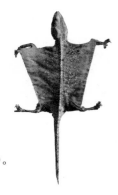

【功　用】补肺平喘，补肾益精，
化痰止咳。疗虚劳滑精，虚喘气促，
劳嗽咳血，阳痿遗精。配伍紫菀、
冬花、贝母、冬虫夏草、阿胶、麦冬、
五味子止劳嗽咳血（或痰有血丝）
效果较好。

【常用量】3～6克（除去头足入药）。

【名　方】蛤蚧散加减。

## 358. 土茯苓

味甘、淡，性平。入肝、胃经。

【功　用】除湿祛浊，通
利关节，通络止痛，解毒。用
于梅毒，带下，痈肿，瘰疬，
疥癣，筋骨疼痛，湿热淋浊
等。配伍黄芩、生地、白鲜皮、
甘草、银花、连翘止皮肤湿痒。

【常用量】5～15克。

【名　方】土茯苓五指毛桃汤加减。

## 359. 哈蟆油 <sub>(雪蛤油)</sub>

味甘、咸，性平。入肺、肾经。

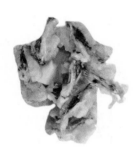

【功　用】补肾益精，养阴润肺，滋阴养肝，提高免疫力。用于虚劳体弱，心悸失眠，劳嗽咳血，自汗盗汗，神疲气乏等病症。

【常用量】5～15克。

【名　方】冰糖雪蛤木瓜汤加减。

## 360. 蛇蜕

味甘、咸，性平。入肝经。

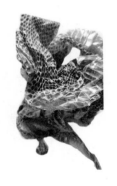

【功　用】安神定惊，祛风止痒，明目退翳，解毒杀虫。可用于小儿惊痫，喉风口疮，木舌重舌，目翳内障，疔疮，痈肿，瘰疬，腮腺炎，疥癣等病症。配伍龙骨、牡蛎、远志、菖蒲、胆南星、灯心草、炒栀子、全虫治小儿惊风癫痫有效。

【常用量】2～3克。研末吞服0.3～0.6克。

【名　方】蛇蜕散加减。

### 361. 山奈 <small>(沙姜)</small>

味辛，性温。入胃经。

【功　　用】行气止痛，温
中消食，祛湿除胀，利水消肿。
用于胸满腹胀，胃腹冷痛，饮
食积滞。

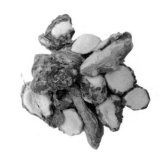

【常用量】6～9克。

【名　　方】吉祥安坤丸加减。

### 362. 沙棘

味酸、涩，性温。入肺、心、脾、胃经。

【功　　用】化痰止咳，健
脾消食，活血化瘀，收涩止
泻，降压降脂。配伍山楂、麦
芽、党参、茯苓、白术、炙甘
草、麦冬等有补脾健胃益气
作用。

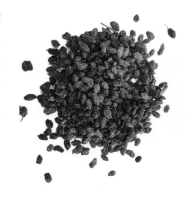

【常用量】3～9克。

【名　　方】沙棘汤加减。

### 363. 黄藤

味苦，性寒。入心、肝经。

【功　用】清热解毒，泻
火通便，消肿止痛，止咳化痰。
配伍蒲公英、地丁、黄芩、生
地对肺炎，脑膜炎有效。

【常用量】3 ～ 10 克。

【名　方】消肿止痛酊方加减。

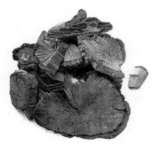

### 364. 鹤虱

味苦、辛，性平。入脾、胃经。

【功　用】杀虫消积。可
用于各种蛔虫、绦虫、蛲虫病、
小儿虫积腹痛等症。配伍吴茱
萸、陈皮、乌梅、贯众、川连、
槟榔杀虫效果好。

【常用量】3 ～ 9 克。

【名　方】鹤虱丸加减。

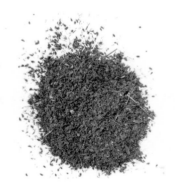

## 365. 炉甘石

味甘，性平。入胃经。

【功　用】解毒退翳明目，收湿敛疮止痒。用于目赤肿痛，翳膜昏花，胬肉攀睛，皮肤溃疡，湿痒肿痛，脓水淋漓，伤口难愈。

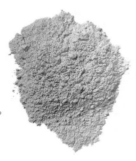

【常用量】不作内服，外用适量。

【名　方】炉甘石散加减。

## 366. 红芪

味甘，性温。入肺、脾经。

【功　用】补中益气，固表止汗，补血养血，利水消肿，托毒排脓，敛疮生肌，行气通滞，通络止痹。用于中气下陷，气血虚弱，泄泻脱肛，崩漏下血，食少便溏，表虚自汗，虚劳盗汗，皮肤水肿，阴伤消渴，血虚萎黄，肢麻身痹，半身不遂，痈疽难愈，伤肌不敛。

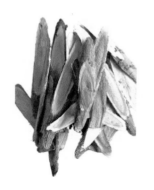

【常用量】9～30克。

【名　方】红芪四君子汤加减。

## 367. 海龙

味甘，性温。入肝、肾经。

【功　用】温肾壮阳，散结
消肿。用于肾阳虚弱，阳痿早泄，
肾虚遗精，癥瘕积聚，痰核瘀结，
瘰疬瘿瘤，跌打损伤，痈肿疔疮。

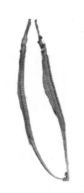

【常用量】3～9克。

【名　方】巴戟杜仲海龙汤加减。

## 368. 宽筋藤

味苦，性凉。入肝经。

【功　用】有舒筋活络、
祛风止痛等功效。可用于风湿
痹痛，关节拘挛，屈伸不利，
肢麻手痹。配伍威灵仙、狗脊、
野木瓜、防己、桑寄生、鸡血
藤等治风湿骨痛有良效。

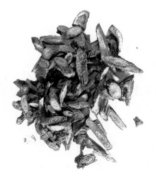

【常用量】5～15克。

【名　方】骨科外洗一方加减。

### 369. 黄丹

味辛，性微寒，有毒。入心、脾、肝经。

【功　用】拔毒生肌，坠痰止咳，镇惊安神，治癫狂痰痫。用于疮疡肿毒，伤口难愈，久不生肌，癫痫惊悸，痰迷神昏。

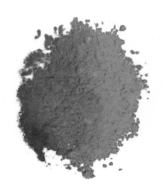

【常用量】0.05～0.5克。外用为主，为膏药重要原料。

【名　方】黄丹散加减。

### 370. 儿茶

味苦、涩，性微寒。入肺经。

【功　用】活血化瘀，通络止痛，清肺化痰，敛疮生肌。用于跌打损伤，外伤出血，吐血衄血，疮疡湿疹，肺热咳嗽，瘀血肿痛。

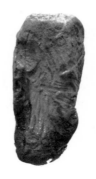

【常用量】1～3克。多入丸散服。外用适量。

【名　方】儿茶散加减。

## 371. 九香虫

味咸，性温。入肝、脾、肾经。

【功　用】具有理气止痛、
温中助阳等功效。可用于胃寒胀
痛，肝胃气痛，肾虚阳痿，腰膝
酸软，筋骨痹痛。配伍香附、青
皮、枳壳、白及、茜草根对肝气
犯胃之肝胃气痛有良效。

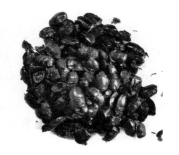

【常用量】3～9克。

【名　方】乌龙丸加减。

## 372. 水牛角

味苦、咸，性寒。入心、肝经。

【功　用】具有清热解毒、
凉血、定惊等功效。可用于热
病头痛，斑疹，吐血衄血，小
儿惊风，喉痹咽肿，神昏谵语。
配伍生地、赤芍、丹皮、蒲公
英、地丁清热解毒凉血。

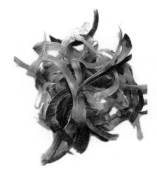

【常用量】5～15克。

【名　方】水牛角柴胡汤加减。

## 373. 络石藤

味苦，性微寒。入心、肝、肾经。

【功　用】具有祛风除
湿、通络止痛、凉血消肿、活
血化瘀等功效。可用于风湿
痹痛、筋脉拘挛、血瘀痈肿。
配伍海风藤、苍术、薏苡仁、
野木瓜、威灵仙、狗脊通络
止痛。

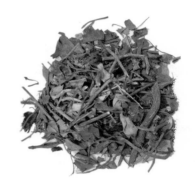

【常用量】6 ～ 12 克。

【名　方】二参二藤汤加减。

## 374. 商陆

味苦，性寒，有毒。入肺、脾、肾、大肠经。

【功　用】逐水消肿，通
利二便，解毒散结。可用于水
湿肿满、二便不通、痈肿疮
疡。配伍泽泻、麝香、甘遂研
粉敷肚脐可利尿消肿。

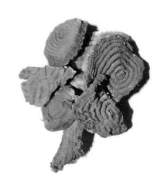

【常用量】3 ～ 6 克。

【名　方】商陆丸加减。

## 375. 莲须

味甘、涩，性平。入心、肾经。

【功　用】固肾涩精，清心通肾，止血止带。可用于肾虚遗精，尿频，遗尿，带下，心烦虚热。配伍芡实、龙骨、牡蛎、沙苑子、山萸肉涩精止遗。

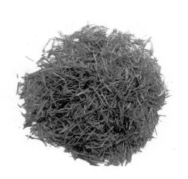

【常用量】3～6克。

【名　方】金锁固精丸加减。

## 376. 狼毒

味辛、苦，性平，有毒。入肺、肝、脾经。

【功　用】消瘤散结，泻水逐饮，除湿止痒，杀虫灭蛆。用于淋巴结结核，皮肌结核。配伍三棱、莪术、全虫、川足、鳖甲、丹参、生芪、水蛭治疗各种皮肌结核。

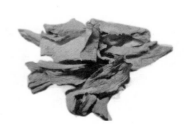

【常用量】1～3克。外用较多。

【名　方】狼毒丸加减。

## 377. 马钱子

味苦，性温，有大毒。入肝、脾经。

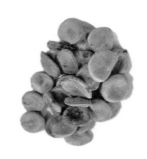

【功　用】具有通络止痛、散结消肿等功效。用于跌打损伤，风湿顽痹，麻木瘫痪，痈疽疮毒，咽喉肿痛。配伍全虫、苍术、羌活、独活、白芷、当归研粉敷治风湿骨痛有效。

【常用量】0.3～0.5克。炮制后入丸散用。

【名　方】小儿麻痹丸加减。

## 378. 轻粉

味辛，性寒，有毒。入大肠、小肠经。

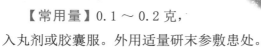

【功　用】逐水通便，攻毒祛腐，杀虫止痒，敛疮生肌。用于疥癣，梅毒，恶疮，湿疹，疗酒渣鼻。配伍大黄、枳实、甘遂、牵牛子泻下利尿消肿。

【常用量】0.1～0.2克，入丸剂或胶囊服。外用适量研末参敷患处。

【名　方】轻粉散加减。

## 379. 密陀僧

味咸、辛，性平，有小毒。入肝、脾经。

【功　用】祛斑除湿，散结消滞，疗金疮五痔，坠痰镇惊，祛黑痕，除汗斑，治骨刺。可用于狐臭，溃疡，痔疮，惊痫，肿毒，汗斑等。配伍骨碎补、白芷研粉末，桐油或蛋清调敷治骨刺。

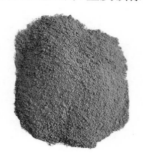

【常用量】0.2 ～ 0.6 克。

【名　方】平肌散加减。

## 380. 青蒿

味苦、辛，性寒。入肝、胆经。

【功　用】清热解毒，解暑凉血，退虚热，截疟。可用于阴虚发热，夜热早凉，骨蒸劳热，疟疾寒热，肝胆郁热，小儿夏季热。配伍白薇、地骨皮、生地、知母、灯心草治小儿夏季热久热不退有良效。

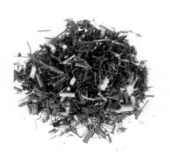

【常用量】6 ～ 12 克。

【名　方】青蒿鳖甲汤加减。

# 索　引

（说明：本索引按笔画及笔顺排列，条目后为页码）

197

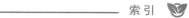

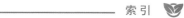